국학기공

몸으로 익히는 한민족의 정신

국학기공

일지 이승헌 지음

한문화

일러두기

이 책은 2002년에 출간된 《단학기공》의 개정판입니다. 초판을 펴낸 지 13년이 흐르는 동안 '단학기공'은 '국학기공'으로 명칭이 바뀌었습니다. 개정판 《국학기공》에서는 초판의 내용을 그대로 담되 바뀐 명칭을 반영했으며, '지구기공 12수'를 추가했습니다.

힐링명상 체인지 TV(www.changetv.kr)에서 에너지를 충전하는 '지구기공 12수'를 동영상으로 볼 수 있습니다.

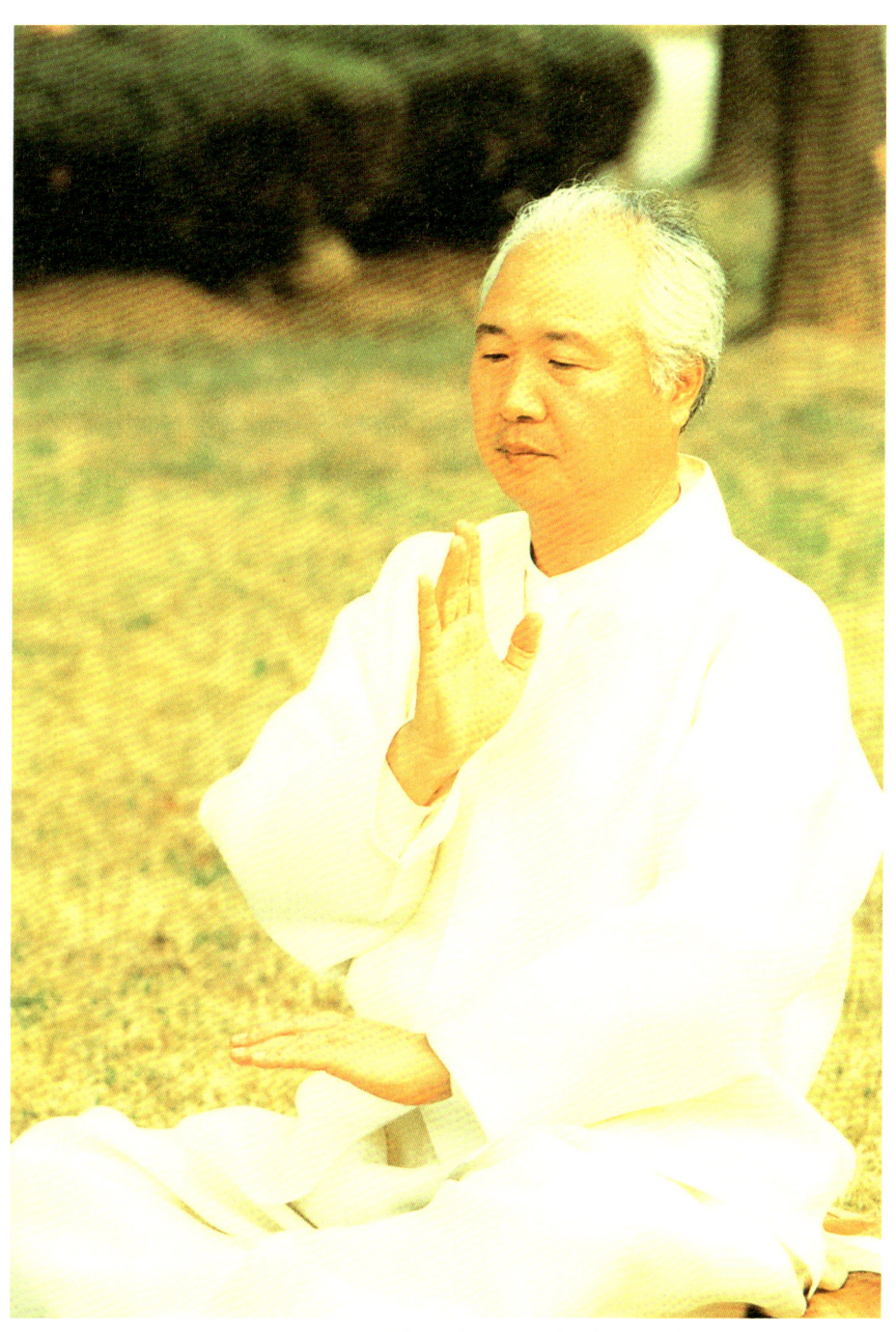

국학기공의 창시자 일지 이승헌 총장. 운기심공運氣心功을 하는 모습.

개정판 서문

국학기공은 1980년, 내가 안양 충현탑 공원에서 거동이 불편한 중풍환자 한 사람을 상대로 기체조와 호흡법을 지도하면서부터 시작되었다. 모악산에서 목숨을 건 21일간의 수행 끝에 '천지기운이 내 기운이고, 천지마음이 내 마음'이라는 깨달음을 얻고 가장 먼저 한 일이 매일 새벽 공원에 나가서 한 사람 한 사람에게 건강법을 전한 것이다.

내가 깨달은 천지기운과 천지마음을 전하는 가장 쉽고 빠른 방법은 '몸'을 통해, 우리 안의 참 생명인 '기氣'를 통해 접근하는 것이었다. 물론 그때는 국학기공이라는 이름도, 지금과 같은 수련체계도 없었지만 5년간 무료 공원지도를 하며 깨달음을 전하고자 한 나의 실천은 그 뒤 국학기공 강사들의 전통이 되어 35년이 지난 지금까지도 그 활동이 이어지고 있다.

전국의 후배 강사들은 예전에 내가 한 것처럼 아침 일찍 일어나 가까운 공원이나 학교 운동장으로 나가서 대한민국의 기상시간을 앞당기며 매일 아침 수만 명의 하루를 활기차게 열어주고 있다. 그들이 이웃의 건강과 웃음을 찾아주고 지역사회에서 존경과 사랑을 받고 있다는 소식을 접할 때마다 가슴 뿌듯한 보람과 희망을 느낀다.

35년의 세월동안 수많은 이름으로 불렸던 국학기공은 국민생활체육의 정식 종목으로 채택되어 현재 전국 5천여 개가 넘는 곳에서 50여만 명이 활동 중이다. 또 국내뿐만 아니라 미국, 일본, 중국, 캐나다, 영국, 독일, 러

시아, 뉴질랜드 등 전 세계 10개국 100만 명이 넘는 현지인들에게도 진가를 인정받아 한민족의 수련법으로 당당히 자리 잡고 있다. 국학기공이 이렇게 세계로 뻗어나갈 수 있었던 것은 비단 국학기공이 주는 육체적 정신적 효과뿐만 아니라 그 안에 담긴 철학과 정신이 빛을 발한 까닭이다.

국학기공은 맥이 끊기었던 한민족의 선도仙道를 현대인들이 활용할 수 있도록 과학화 체계화한 것으로 단순히 몸을 단련하는 기술적인 측면 외에도 철학적인 면에서 정신적인 안정과 자기 정체성을 찾는 데에 도움을 준다. 국학기공은 우리 선조들이 깨달음의 공동체를 이루는데 바탕이 된 조화造化, 교화敎化, 치화治化의 원리와 철학을 바탕으로 만들어졌으며, 각 동작에는 경쟁과 대립의 이분법적인 구도가 아닌 우주·자연·인간을 아우르는 보편적인 생명원리가 녹아 있다.

기氣를 응용한 모든 신체적 단련은 기공이라 할 수 있는데 국학기공에는 기운을 타고 추는 춤인 '단무丹舞', 무예와 같은 힘 있는 동작인 '단공丹功', 심오한 기공 수련의 진수를 느낄 수 있는 '일지기공一指氣功', 깨달음의 경전인 천부경天符經의 한 글자 한 글자를 동작으로 형상화 한 '천부신공天符神功' 등 다양한 형태가 있다. 이 책에서는 수련자들이 쉽게 따라 배울 수 있으면서도 빠른 시간 안에 몸과 마음의 균형을 되찾고 나아가 인간과 자연의 조화로움을 회복할 수 있는 '단공'과 '일지기공', 그리고 우리 생명의 뿌리인 지구와 하나 되는 '지구기공'을 소개한다.

국학기공은 다른 격투술이나 무예와 달리 부드러운 곡선과 회전동작이 많다는 것이 특징이다. 또한 관절 마디마디에 각도를 줌으로써 간단한 동작 속에서도 기운의 흐름을 느낄 수 있도록 이루어져 있다. 따라서 초보자들도 쉽게 기를 터득할 수 있고 자신의 몸에 흐르는 기를 느끼며 기공을 할 수 있다. 다른 스포츠와 달리 기운을 운용하면서 하는 수련이기에 오래 해도 지치지 않으며 오히려 몸 안에 기운이 차오르는 것을 느낄 수 있다. 운동의 강도는 높지 않으나 유산소 호흡을 통해 몸을 움직이기에 상대적으로 운동효과가 매우 높으며, 힐링과 명상의 효과도 있어 정신적 스트레스가 많은 학생과 직장인, 주부 특히 감정 노동자들에게도 아주 유용하다.

심신이 건강한 상태란 감정에 빠져있지 않은 상태다. 원하지 않는 감정에서 빠져나오기 위해서는 기를 통해 우주 에너지와 교류할 수 있어야 한다. 가장 순수하고 근원적인 생명 에너지와 만날 때 의식이 고정된 틀에서 벗어나 무한대로 확장된다. 그때 감정조절이 가능해지고 자기 안에 잠들어있던 위대한 창조성이 발현된다. 몸과 마음이 지극히 조화로워져 본래의 인성이 회복되고 자연치유력과 면역력이 높아진다.

국학기공도 체계를 갖추는 과정에서 여러 형식을 취했지만 기공에서 가장 중요한 것은 형식이 아니라 실제로 기를 느끼는 것이다. 기의 속성은 원래 자유롭다. 자유롭게 몸을 움직이며 기의 흐름을 따라가다 보면 자연스럽게 잡념이 사라지고 몸과 정신이 하나로 통합된다. 거기서 더 깊이 들어가면 '홀로 스스로 존재하는 순수한 생명'으로서 자신의 참 모습을 발견할 수 있다. 또 자신의 뿌리를 찾아가는 과정에서 삶의 목적을 '인간완성'에 둔 선조들의 위대한 정신과도 만날 수 있다.

나는 국학기공을 통해 보다 많은 사람들이 몸과 마음의 조화를 되찾고, 자신과 가족의 건강을 스스로 지키며, 인간과 지구를 이롭게 하는 홍익활동에 동참할 수 있기를 희망한다. 그렇게 스스로를 갈고 닦아 자기 안의 빛을 밝히고 세상을 밝히며 자기완성을 향해 나아가는 사람이 많아질 때라야 이 지구에도 진정한 평화가 실현될 수 있다.

작은 공원에서 시작한 국학기공 운동이 이렇게 전 세계로 확장될 수 있었던 것은 나와 뜻을 함께 해준 국학기공 강사들이 있었기에 가능했다. 그들의 부지런하고 성실한 노력이 오늘을 만든 것처럼 오늘의 한 걸음 한 걸음이 앞으로 다가올 새로운 시대, 더 나은 미래를 만들어갈 토대가 되리라 믿는다. 마지막으로 이 지면을 빌어 국학기공 강사들의 열정과 노고에 고마움을 전한다.

단기 4348년 8월 국학원에서
일지 이승헌

차 례

개정판 서문 6

제1장 국학기공의 이해
국학기공이란? 14
국학기공의 유형 20
국학기공의 수련 원리 23
국학기공 수련의 3요소 27
국학기공의 특징 32
국학기공의 효과 35

제2장 준비마당
기를 느끼면 기공이 더 재미있다 40
마음에서 생기는 에너지 49
국학기공을 위한 기본 자세 51
몸 안에 있는 기를 단련한다 60
국학기공을 할 때 유의할 점 66

제3장 국학기공의 실제 1_ 단공

움직임 속에 빛나는 고요함   72
단공 기본형   74
단공 축기형   92
기운 살리기 93 치러기세 101 일어세 105 보세 107
자아실현세 114 호흡세 116

제4장 국학기공의 실제 2_ 일지기공

한민족의 철학이 깃든 현대 기공   120
일지기공 8수   123
취룡삼식 126 천인삼식 128 조화삼식 130 교화삼식 132
치화삼식 136 개벽삼식 139 화룡승천 140 해저집수 142

제5장 국학기공의 실제 3_ 지구기공

지구기공의 철학과 특징   146
지구기공 12수
지구 받기 148 지구 돌리기 149 지구 들기 150
지구 무한대 그리기 151 지구 늘리기 152 지구 굴리기 153
지구 던지기 154 지구 크게 돌리기 155 지구 마사지하기 156
지구 한 손 돌리기 157 지구 안기 158 지구와 하나되기 159

부록_ 기의 흐름과 주요 경락   161

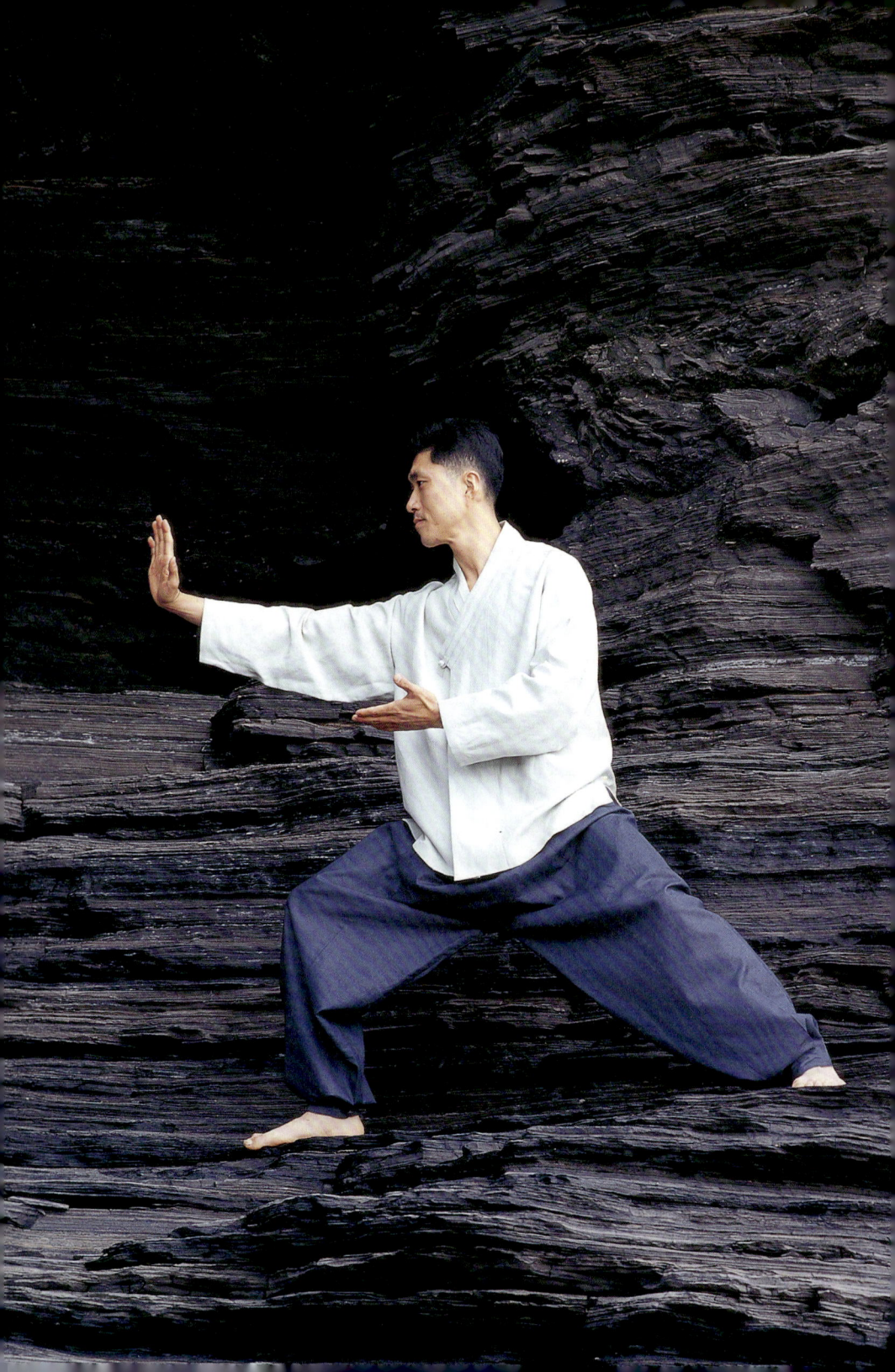

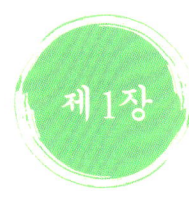
제1장

국학기공의 이해

國學氣功

태양과 같이 마음이 밝은 자는
자기 안에 하늘과 땅이 들어있음을 안다
本心本 太陽昻明 人中天地一
- 천부경 중에서

국학기공이란?

한민족의 철학이 담긴 심신단련법

우리가 무심히 바라보는 허공은 그냥 텅 빈 공간이 아니다. 텅 빈 듯 보이지만 생명 에너지인 기로 가득 차 있다. 우리는 누구나 그 허공에 의지해 숨쉬며 살아간다. 기는 눈에 보이지 않지만 인간을 비롯한 모든 생명체를 생성시키고 활동, 변화시키는 원동력이다.

우리민족은 그 생명의 근본자리를 가리켜 '한'이라 불렀으며 근원적인 생명력, 에너지를 일러 '단丹'이라 하기도 했다. 국학기공은 우리민족의 '한철학'을 바탕에 깔고 있는 심신수련법이다.

한철학은 우주의 모든 것이 '하나의 기(一氣)'에서 생성되었고 소멸되어 돌아가는 곳도 그 하나의 자리이며, 모든 것이 그 하나의 근원 에너지로써 연결되어 있다는 진리를 담고 있다. 또한 하늘과 땅과 사람이 서로 분리된 존재가 아니며 사람 안에 하늘과 땅이 들어 있다는 천지인天地人

삼재三才 사상을 담고 있다.

우리 몸과 마음도 따로 분리된 것이 아니다. 몸을 다스려 정신을 단련할 수 있고 마음을 조절해 몸을 다스릴 수 있다. 그 중간 지점에서 몸과 마음을 다리처럼 연결해 주는 것이 기의 역할이다. 국학기공은 무한한 우주의 생명력인 기를 의식의 집중, 기공 동작, 호흡을 통해 받아들이고 운용함으로써 몸과 마음의 능력을 극대화시키는 수련법이다.

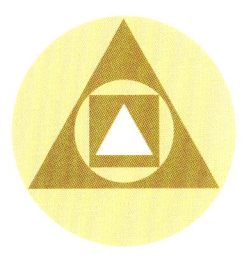

원방각圓方角
천지인 삼재 사상을 상징한 도형으로 조화로움의 의미를 담고 있다. 원은 둥근 하늘을, 사각형은 모난 땅을, 심각형은 사람을 상징하여 하늘·땅·사람이 공존하는 모양을 나타냈다. 원방각은 우리 전통 문양에 많이 사용되었으며 문살, 건축 양식 등에서 찾아볼 수 있다.

생명의 자연스러움을 회복하는 기 체조

국학기공 동작 하나하나는 깊은 명상 상태에서 기운을 타고 터져나온 동작들을 정형화하여 만든 것이다. 몸과 마음이 기운 속에서 하나가 되었을 때 그것은 춤으로 표현되기도 하고 무술 동작으로 나오기도 하며 진동 현상, 불상의 수인手印과 같은 다양한 형태로 나타난다.

국학기공은 기운이 흐르는 대로 몸을 맡기는 것이기도 하지만 동시에 자신의 의지대로 기운의 흐름을 조절하는 것이기도 하다. 이 두 가지는 서로 대립하는 것 같지만 수련이 깊어지면 하나로 연결되어 있음을 알 수 있다.

기를 터득하고 운용하는 것은 수영을 배우는 것과 같다. 물의 부력은 기 에너지와 마찬가지로 보이지 않고 만질 수도 없지만 부력을 터득하는 순간 자신의 의지대로 자유롭게 수영을 할 수 있다. 자신 안에 있는 근원적인 생명의 흐름을 터득하면 기공은 배우지 않아도 절로 몸에서 흘러나

온다. 그것은 물 속에 사는 고기가 물을 타고 노닐듯 자연스럽고 당연한 생명 현상이다.

  자연스러운 생명의 흐름에 따라 살아갈 때 우리 몸은 최적의 건강상태를 유지하고 마음 또한 밝고 긍정적이며 평화로운 상태가 된다. 우리민족은 생명 본연의 리듬과 질서 속에서 조화로운 상태를 가리켜 '율려律呂'라 했다. 국학기공은 내 몸의 생명 감각인 율려를 살아나게 하는 수련이다. 몸 안의 생명 감각이 살아날 때 우리 몸은 우리에게 해로운 것과 이로운 것을 스스로 감별해낸다. 또한 몸이 일시적으로 부조화 상태에 있더라도 조화로운 상태에 이르기 위해 불균형의 요인을 스스로 정화해낸다.

  국학기공을 하는 과정에서 여러 가지 질병이 치유되고 질병에 쉽게 걸리지 않는 것도 몸의 면역체계가 강화되어 자연치유력이 극대화되기 때문이다.

율려
우주 만물의 흐름 안에는 자율적인 조정 작용과 치유 능력, 근원으로 돌아가고자 하는 힘이 있다. 이 우주를 움직이는 추동력, 근원적인 힘을 '율려'라 한다. 율려는 빛(光), 소리(音), 파장(波)으로 표현된다.

국학기공의 연원

현대 기공의 대부분이 중국에서 들어왔고 기공의 원류를 중국에서 시작된 것으로 많이 알고 있으나 그 시원은 우리나라의 선도仙道에서 찾아볼 수 있다. 《한단고기桓檀古記》에 의하면 기공의 연원은 우리민족의 역사와 기원을 함께 했음을 알 수 있다. 《한단고기》에는 지금으로부터 약 1만 년 전쯤 중앙아시아에 살았던 한인천제桓因天帝가 선도 수행을 통해 인간의 신성神性을 깨달았다고 전한다.

  선도는 단순한 건강법이나 무술이 아니라 몸과 마음의 단련을 통해 우주의 깊은 이치를 깨닫고, 우주만물과 일체가 되어 모든 생명과 사람을 이롭게 하는 삶을 살아가는 인간완성의 원리를 담은 수행법이다.

그 법맥은 〈천부경天符經〉의 원리와 더불어 후대에 전해졌고 백두산을 중심으로 인간의 신성을 밝히는 공동체를 이루었다. 단군조선檀君朝鮮에 이르러서는 '홍익인간弘益人間 이화세계理化世界'라는 건국이념으로 구체화되었다. 단군조선은 조화造化·교화敎化·치화治化의 원리를 바탕으로 선도 철학과 수행법을 세상에 널리 알리고 보급하여 선풍仙風이 한 시대를 풍미했다.

특히 우리민족의 삼대 경전 중 하나인 〈삼일신고三一神誥〉에 전하는 지감止感, 조식調息, 금촉禁觸 수련은 선도 수행법의 근간을 이루었다. 이러한 선도 수행법은 중국을 비롯한 동양의 여러 민족에게 전해져 다양한 기공법으로 발전해갔다. 그러나 단군조선의 붕괴와 더불어 그 법맥은 끊기었고 점차 시간이 흐르면서 그 안에 담긴 철학과 정신도 희석되고 퇴색하여 오늘날에는 기술적인 차원만 여러 가지 형태로 전하고 있다.

천부경
〈천부경〉은 한인천제 때부터 입에서 입으로 전해오던 우리 민족의 가장 오래된 경전이다. 〈참전계경參佺戒經〉, 〈삼일신고〉와 더불어 우리 민족의 3대 경전에 속한다. 81자의 한자로 되어있는 〈천부경〉은 우주의 생성과 소멸, 진화창조의 원리를 숫자로써 표현하고 있다. '무시無始'와 '무종無終' 사이에서 인간의 출생과 죽음에 이르기까지 창조와 진화가 이루어지고 종국에는 인간완성을 이룸으로써 이 땅에 태어난 생명으로서의 사명을 완수한다는 우주의 이치를 담고 있다.

지감·조식·금촉
〈한단고기〉에 의하면 옛 선인들은 지감止感·조식調息·금촉禁觸이라는 세 가지 수련법으로 몸과 마음을 닦았다는 기록이 있다. 지감은 생각과 감정을 고요히 하는 마음 공부요, 조식은 호흡을 통해 기운을 조절하는 숨 공부이며, 금촉은 오감五感을 넘어 깊은 정신세계로 들어가는 공부이다.

국학기공과 중국기공의 차이점

선도 수행의 변모된 모습을 보면 체조법 계열의 도인법導引法, 호흡법 계열의 토납법吐納法, 조식법, 단전호

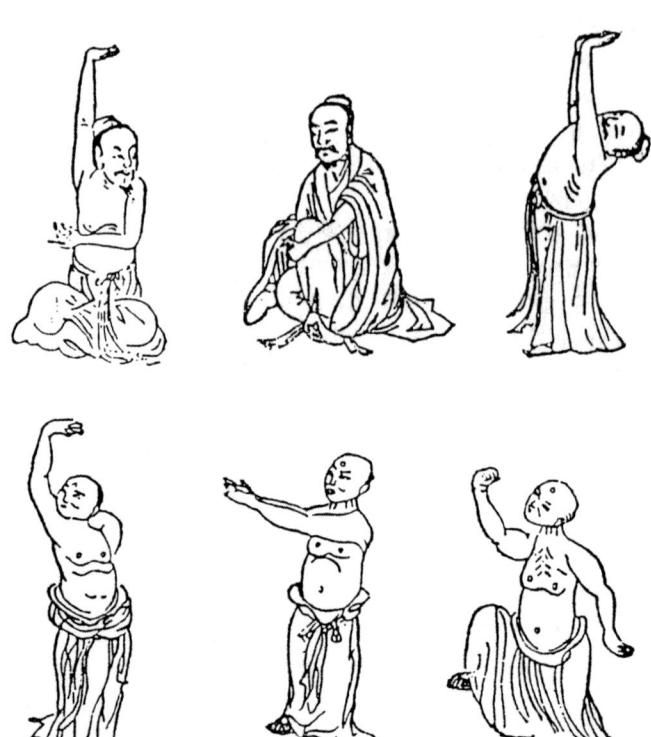

도가의 도인 양생법을 의가醫家 계열의 도인법으로 발전시키는 데 영향을 미쳤던 좌공도坐功圖 24기 중 일부.

중국 무가 기공의 한 흐름을 보여주는 역근경易筋經 12세 중 일부.

흡법, 그리고 명상법이나 정신집중법인 정좌법靜坐法, 양신법養神法, 좌선법坐禪法 등이 있다.

이처럼 중국기공은 무병장수와 장생불사를 위한 양생養生 기공과 자신을 보호하고 상대방을 제어하는 무가武家 기공 등의 술법 위주로 발전했다. 중국기공은 기술적인 면에 치중하다 보니 의료 기공 분야에서는 눈부신 성장을 이루었지만 상대적으로 그 안에 담긴 철학은 거의 퇴색했다. 중국기공과 국학기공의 차이를 한마디로 표현하자면 '신선술'과 '신선도'의 차이라 할 수 있다.

국학기공은 과거에 맥이 끊기었던 선도 철학과 난해한 수련법을 현대에 맞게 과학화·체계화한 것이다. 국학기공의 근본 목적은 단지 몸과 마음을 단련하는 것에 그치는 것이 아니라 인간으로서 참된 삶의 목적과 진리를 깨우쳐 그 뜻을 이 세상에 실현시켜나가는 데 있다.

자기 안에 있는 생명 에너지를 깨닫고 몸과 마음이 조화를 이룰 때 세상과 조화를 이루며 살아가기 위한 실천 공부가 뒷받침될 수 있다. 이때 비로소 국학기공의 참된 완성을 이룬다.

국학기공의 유형

정공과 동공

기공법에는 크게 두 가지가 있다. 동작을 하면서 호흡조절과 정신집중을 병행하는 수련을 동공動功이라 하고 일정한 자세를 취하여 동작 없이 호흡조절과 정신집중만을 병행하는 것을 정공靜功이라 한다. 여기서 소개하는 국학기공은 모두 동공에 해당하나 한 동작 한 동작 정지한 자세로 하는 정공 수련도 가능하다.

몸을 움직이느냐, 안 움직이느냐에 따라 동공과 정공으로 나누지만 정확히 말하면 이것은 외형상의 구분일 뿐이다. 정공 상태에서도 끊임없이 기운이 들고 나며 들숨과 날숨이 반복된다. 또 몸을 활발히 움직이고 있을 때도 기운의 흐름 속에 가만히 몸을 맡기는 것이니 크게 보면 고요한 정의 상태와 같다. 기공 수련을 할 때 중요한 것은 움직임 가운데서도 고요함을 느낄 수 있어야 하고, 고요함 가운데서도 면면히 이어지는 호흡과

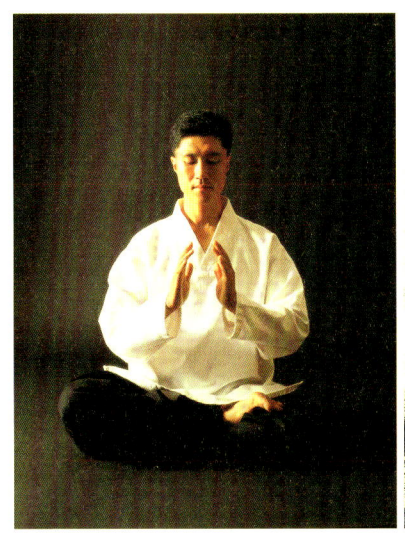

정공
주로 단전호흡법과 정신집중에 중점을 두는 정공은 과도한 정신집중을 할 경우 심각한 부작용을 초래할 수도 있다. 초보자는 반드시 전문가의 지도를 받도록 한다.

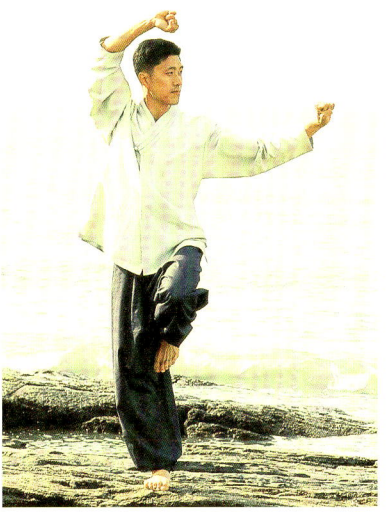

동공
동공은 부작용이 거의 없으면서도 정신집중을 통한 정신안정과 신체에 적당한 운동효과도 있어 운동부족인 현대인이 하기에 적합하다.

변화하는 기운을 살펴 그 기운과 조화를 이루는 것이다.

국학기공의 유형

국학기공의 동작들은 깊은 무의식 상태에서 터져나온 기의 흐름을 정형화한 것이다. 많은 사람들이 더욱 쉽고 재미있게 심신을 단련하는데 도움을 주기 위해 그 흐름을 일정한 형태로 체계화한 것이 단무舛舞, 단공舛功, 천부신공天符神功, 일지기공一指氣功, 지기공地氣功, 운기심공運氣心功 등이다. 여기서는 국학기공의 기초를 다지는 단공 기본형과 축기형, 현대인들이 쉽고 깊이 있게 기공의 묘미를 익힐 수 있는 일지기공, 그리고 우리 생명의 뿌리인 지구와 하나 되는 지구기공을 소개한다.

지감止感 수련이 깊어져 기운의 흐름을 타게 되면 춤 동작과 같은 단무가 나온다. 단무를 하는 중에 기가 강하게 흐르면 무예 동작과 같은 힘있는 율동인 단공이 된다. 누구든지 동작을 하는 가운데 자연스러운 기운의 흐름을 타게 되고 그것이 숙달되면 자신에게 맞는 기공법을 얼마든지 재창조할 수 있다. 국학기공의 큰 특징 중 하나가 이러한 자유로운 창조성이다.

특히 일지기공은 수련 초보자들이나 연륜이 오래된 사람 모두 각자의 근기에 맞게 수련할 수 있다. 수련자 각자의 호흡에 따라서 동작을 빠르게도 할 수 있고 느리게도 할 수 있다. 동작을 부드럽게 하면 춤이 되고 강하게 하면 무술이나 호신술로 변형이 가능하다.

우리 몸에 질병이 생기는 원인은 대개 척추나 골격이 비뚤어진 불균형 상태로 인해 경락이 막히고 기혈순환에 장애가 생기는 데에 있다. 단공 기본형은 비뚤어진 골격을 바로 잡아 자세의 틀이 잡히고 몸에 힘이 붙으면서 본격적인 기공 수련을 할 수 있는 기초 체력을 완성시켜 주는 수련법이다. 단공 축기형은 하체를 단련하여 튼실하게 하고 단전에 정이 충만하게 하여 상허하실上虛下實의 자세를 완성시킨다.

단공 축기형을 통해 어느 정도 축기가 되면 천부신공이나 일지기공 등을 통해 내기內氣를 단련하게 된다. 일지기공과 천부신공은 단전에 축기된 기운이 전신으로 운기되도록 하고 근골에 기운이 쌓이고 뼛속 깊이까지 기운이 침투하도록 한다. 수련이 깊어지면 인체의 6대 관절이 열리면서 몸 안의 기운이 유통되는 단계에까지 이른다. 나아가 몸 안의 기운과 우주의 기운이 자유자재로 유통되면서 우주와 일체감을 느끼는 경지를 체험하게 된다.

국학기공의 수련 원리

수승화강 水昇火降

모든 우주만물은 음과 양, 두 가지 기운이 순환에 의해 조화를 이룬다. 우리 몸도 마찬가지이다. 우리 몸에서 음에 해당하는 물의 기운은 신장에서 발생하고 양에 해당하는 불의 기운은 심장에서 시작된다. 신장의 수기水氣가 독맥督脈을 타고 위로 올라가 머리를 맑게 하고 심장의 화기火氣는 임맥任脈을 타고 단전으로 내려와 아랫배를 따뜻하게 할 때 우리 몸은 조화를 이루어 최적의 건강상태를 유지한다.

그러나 근심, 격노, 번잡한 생각이 지나칠 경우 입 안이 바짝 마르고 쓴 침이 나오면서 임맥이 막힌다. 임맥이 막힌 상태에서 심장의 화기는 밑으로 순환하지 못하고 위로 치솟아 수기를 태우면서 몸 안의 음양 조화를 깨뜨린다.

사람의 심기가 안정되고 평화로울 때 우리 몸은 저절로 수승화강이 이루어진다. 이때는 입 안에 달콤한 침인 옥수玉水가 가득 고이게 되는데 이 침을 삼키면 정기가 더욱 충만해지고 머리는 더욱 맑아진다.

국학기공은 이러한 인체의 수승화강이 원활히 이루어지도록 돕는다. 그러므로 수련자가 가장 유념해야 할 것은 갑자기 격노를 하거나 지나친 근심 걱정으로 인해 모처럼 수련을 통해 조화로워진 기운을 흐트러뜨리지 않는 것이다.

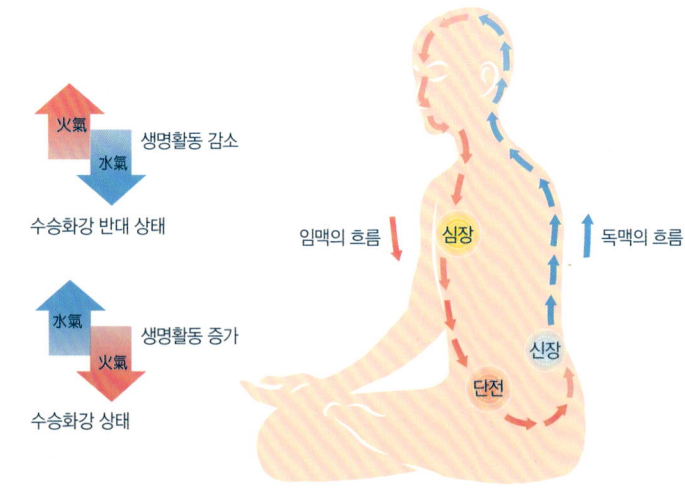

수승화강과 임독맥의 흐름
수승화강이 잘 이루어지도록 하기 위해서는 단전을 강화해야 한다. 단전이 약한 상태에서 지나친 스트레스를 받거나 두뇌를 많이 사용할 경우 화기가 역상하여 기운의 자연스러운 흐름이 흐트러진다.

정충기장신명 精充氣壯神明

정精·기氣·신神은 우리 몸에 있는 생명 에너지의 등급을 말한다. 정에서 기로, 기에서 신으로 갈수록 순도 높은 에너지임을 나타낸다. 이 세 가지 에너지는 예로부터 인체의 세 가지 보물이라 하여 수련자들은 매우 중요하게 여겼다.

인간의 모든 에너지는 하단전에 위치한 정으로부터 시작된다. 정은 원초적인 생명력을 의미하며 성 에너지도 정에 해당한다. 예로부터 수련자들은 몸 안의 정기를 지극히 소중히 여겨 정을 함부로 소모하는 것을 경계했다. 흔히 '정력적'이라는 말을 쓰는데 이는 몸 안의 정기가 충만하다는 의미이다. 정이 충만해지면 그 정은 승화하여 기가 된다.

기운이 충만해지면 중단전이 활성화되면서 기가 장해진다. 기가 어른스러워진다는 말이다. 기가 충만할 때 기운은 순조롭게 우리 몸을 순환하고 가슴의 임맥이 열린다. 에너지가 부족하거나 원활하게 순환되지 못할 때 중단전의 에너지는 오그라들게 된다. 중단전은 우리의 혼이 머무르는 자리이며 참다운 본성이 자리하는 곳이다. 중단전이 살아나면 의도하지 않아도 도리에 어긋남 없는 언행이 우러나온다. 기가 장해지면 그 에너지는 승화하여 신이 된다.

정이 충만해지고 기가 장해지면 신이 밝아진다. 신이 밝아지면 상단전이 개발되면서 지혜와 창조

개념			작용	본질	소모 요인 ⇒ 현상	태도 ⇒ 효과
한국	단학	서양				
정신	영靈	신神 Spirit	사고력	순수·맑음	과도한 생각·잡념 ⇒ 졸음이 늘어남	하늘을 공경하는 마음 ⇒ 지혜와 혜안이 열림
마음	혼魂	기氣 mind	판단력	진실·밝음	심지가 허함, 말을 많이 함 ⇒ 식탐 (욕구불만)	믿는 마음, 무욕 ⇒ 따뜻한 인성, 덕
육체	백魄	정精 body	실천력	성실·깨끗함	과로, 지나친 운동과 성생활 ⇒ 성욕감퇴, 근로 의욕감퇴	성실, 실천성 ⇒ 자신감과 용기

적 혜안이 열리고 사리가 밝아진다. 그러나 신은 홀로 힘을 발휘할 수 없고 정과 기와 함께 합을 이루어 작용한다. 가슴에서 솟아나는 순수한 사랑을 바탕으로 해서 신이 밝아지면 인간으로서 어떻게 살아가야 할지 올바른 뜻을 세울 수 있게 되고 뜻을 위해 자신의 마음을 조절할 수 있는 단계에 이른다.

심기혈정 心氣血精

심기혈정은 글자 그대로 마음이 있는 곳에 기가 있고 기가 있는 곳에 혈이 있으며 혈이 있는 곳에 정이 있다는 의미이다.

   기공 수련 중에 내기를 일으켜 진기를 만드는 것은 바로 심기혈정의 원리에 의한 '마음의 힘'을 통해서이다. 또한 진기를 몸 안에 축적하는 것도 마음이 하는 중요한 역할이다. 의수단전意守丹田이라 하여 의식을 단전에 모아 축기를 하는 것도 같은 원리이다. 기공 수련의 세 가지 요소 중 의념법인 조심법調心法이 중요하게 다루어지는 까닭이 여기에 있다.

   마음은 허공과 같아 움직임이 없을 때는 텅 비어 고요하면서도 끝간데 없다. 그러나 마음이 움직이면 우리 몸의 기와 혈과 신이 함께 움직이며 그 안에서 무한한 창조가 일어난다.

   마음은 단순한 생각의 차원에 있을 때는 눈에 보이지 않지만 강한 의념, 지속적이고 반복적인 생각에 의해 물질로 형상화 된다. 즉 마음을 두는 곳에 에너지가 모이고, 에너지가 모이면 피가 잘 흐르고 생명활동이 왕성해지면서 우리 몸의 정精을 만든다. 이는 사람의 몸에서만 일어나는 법칙이 아니라 우리가 사는 인간사회와 이 우주가 돌아가는 원리이기도 하다.

국학기공 수련의 3요소

동작·호흡·의식의 조화

기공을 효과적으로 하기 위해서는 올바른 동작과 호흡과 의식의 조화가 필요하다. 이를 조신調身, 조식調息, 조심調心이라고 하는데 동공 수련에 있어서 이 세 가지 요소가 기본이 된다. 이 세 가지가 적절하게 조화를 이루어야만 기공을 제대로 연마할 수 있다.

경우에 따라서는 동작·호흡·의식 중 어느 한 가지를 강조하기도 하지만 그렇다고 나머지 두 요소를 무시해서는 안 된다. 이 중 어느 한 가지만 소홀히 해도 수련에 깊게 들어가기 어렵다. 일반적으로는 동작을 먼저 익히고 숙달된 동작 속에서 기를 느끼며, 호흡과 의식을 통해 기를 조절하는 것이 순서이다.

조신/동작
조식/호흡
조심/의식

조신·조식·조심의 삼위일체

조신 | 자세와 동작을 바로 한다

조신은 동작과 자세를 바르게 하여 몸의 균형과 조화를 이루는 것을 의미한다. 바른 자세와 동작은 수련 효과와 직결되며 축기와 운기가 적절한 균형을 이루도록 하는 데도 중요한 요소로 작용한다.

국학기공의 큰 장점은 바로 신체의 균형과 조화라는 부분이다. 웨이트 트레이닝과 같은 근육 단련 운동은 몸에서 특정 부분을 반복적으로 단련하여 강한 부분은 더 강해지고 사용하지 않는 부분은 더 약해지는 경우가 많다. 반면 국학기공은 인체의 정중앙선을 축으로 하여 상하좌우의 골격과 근육이 골고루 균형을 이루면서 단련된다는 특징이 있다. 수련을 할 때도 몸무게의 중심은 항상 정가운데 두고 어느 한쪽으로 기울거나 높낮이가 생기지 않도록 한다. 조신을 이룰 때 가장 기초가 되는 것이 적절한 긴장과 이완이다. 동작에 필요한 근육만을 최소한으로 긴장시키고 나머지 근육은 이완시킨 채 천천히 부드럽게 움직이는 것이 요령이다. 조

조신을 위한 기본 자세

머리·목	정수리의 백회와 귀를 연결하는 선이 수직을 이루도록 턱을 가볍게 당겨준다.
눈	시선은 수평으로 전방을 바라보는데 천리 밖을 보듯이 한다.
입·혀	입술은 가볍게 다문다. 어금니를 꽉 물지 않도록 주의한다. 얼굴엔 살포시 미소를 짓고 혀끝은 윗잇몸 안쪽에 살며시 붙인다.
어깨·팔	어깨에 힘을 빼고 팔은 축 늘어뜨리되 겨드랑이 밑에 공간을 둔다.
손	손가락을 자연스럽게 편다.
가슴·등	등이 구부정하지 않도록 가슴 근육을 자연스럽게 이완하여 좌우 견갑골 사이가 충분히 펼쳐지도록 한다.
배·허리(척추)	배는 내밀지 말고 허리와 척추는 곧게 편다.

신을 위한 바른 자세를 갖는 것은 중요하지만 지나치게 동작을 의식한 나머지 오히려 근육에 긴장을 주지 않도록 주의한다.

조식 | 숨을 고른다

조식은 자신의 폐활량에 맞게 자연스럽게 호흡을 고르는 것을 말한다. 처음 기공을 할 때는 가장 편안하고 자연스러운 호흡을 한다. 초보자일 경우 지나치게 호흡을 의식하는 것은 오히려 근육과 장부의 이완을 방해한다. 무리해서 깊은 호흡을 하려드는 것보다 무의식적인 상태에서 자연스럽고 잔잔한 호흡이 이루어지도록 한다. 나중에 어느 정도 높은 단계에 도달하게 되면 깊고 고른 상태의 호흡이 이루어진다.

국학기공에서 흔히 쓰는 호흡법은 평상시 본인이 하는 자연호흡이다. 점차 숙달되면 복식호흡이나 단전호흡 등 자신에게 적합한 호흡법을 선택하면 된다. 숙달되지 않은 상태에서 복식호흡이나 단전호흡을 무리해서

호흡의 위치와 호흡법

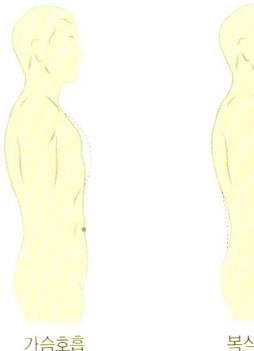
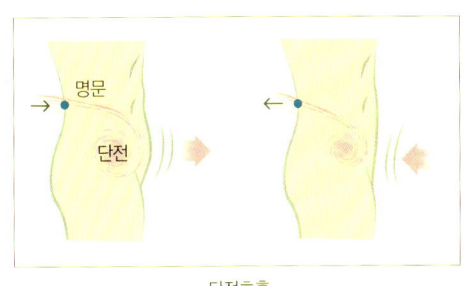

가슴호흡   복식호흡   단전호흡

하는 것은 오히려 위험하다. 특히 임맥이 많이 막혀 있을 때는 상기증上氣症에 걸릴 수 있다. 이런 경우에는 가슴호흡을 많이 하면 효과가 있다. 가슴이 답답할 때 심호흡을 크게 하면 시원해지는데 이것이 가슴호흡이다. 가슴호흡은 폐기능을 활성화시키는 효과가 있기는 하나 이것만으로는 기운을 가라앉히거나 손끝·발끝까지 기운이 뻗치는 기력의 증진을 기대하기 어렵다.

복식호흡은 숨을 들이마실 때 배꼽 위와 아래가 동시에 부풀어오르고 배꼽 위에도 힘이 가면서 척추에도 힘이 가는 호흡법이다. 단전호흡은 숨을 들이마실 때 배꼽 아랫부분만 부풀어 오르면서 힘이 가되 척추에는 힘이 가지 않으면서 척추가 곧게 펴진다. 단전호흡을 할 때는 숨을 들이쉴 때 명문혈을 통해 단전으로 에너지가 감기듯 들어오고 내쉴 때 다시 명문혈을 통해 에너지가 나가는 것을 느낄 수 있다.

조심 | 의식을 다스린다

조심은 의식을 집중하고 조절함으로써 기를 다스리는 것을 의미한다. 기를 운용하는 법을 터득한다는 것은 결국 마음을 운용하는 법을 터득하는 것이다. 조심을 이루기 위해서는 먼저 잡념을 없애야 한다. 보통 수련 초보자들에게는 가만히 앉아서 잡념을 비우고 의식을 집중하는 일이 쉽지 않다. 이런 정공법보다는 일정한 자세를 취하면서 동작과 호흡에 의식을 집중하는 동공법이 잡념을 물리치고 몸과 의식을 하나로 일치시켜 무념무상의 상태에까지 이르는 데 훨씬 효과적이다.

신체의 일정한 부분인 손이나 단전, 가슴 등에 의식을 집중해서 기를 모으는 것도 조심을 이루는 한 방법이다. 또는 의념으로 경락을 따라 기가 흐르도록 하는 방법도 있다. 그러나 조심은 꼭 기공을 할 때만 해당되는 것이 아니다. 수련을 하는 중에 마음이 고요하게 다스려졌다 해도 일상 생활에서 마음이 혼란하고 의식이 산만하면 기운은 소모되고 흩어지기 마련이다.

　조심을 통한 국학기공의 궁극적인 목적은 일상의 사건들에 부딪히면서도 맑고 고요한 마음을 유지할 수 있도록 마음을 단련하고 조절할 수 있는 능력을 기르는 것이다.

국학기공의 특징

회전의 원리 | 부드러운 곡선 동작이 많다

국학기공은 다른 기공에 비해 동작이 부드럽고 곡선적이다. 대부분의 손놀림이나 다리 동작이 춤에 가까운 곡선이다. 이는 회전의 원리를 바탕으로 한 움직임이 많기 때문이다. 일반 스포츠의 경우 직선적인 몸놀림이 많아 지나치게 할 경우 오히려 근육과 관절이 상할 수 있다. 그러나 국학기공은 직선과 곡선의 회전운동을 함께 병행하므로 부드러운 듯 강하고, 강한 듯 부드러운 힘의 조화로움이 있다.

  회전 운동은 생명 현상의 하나이다. 지구와 태양이 공전과 자전을 하고, 하늘의 무수한 별들도 나름대로 회전 운동을 한다. 인간의 몸은 하나의 소우주로서 우주의 원리와 법칙을 그대로 따른다. 몸 안의 각 관절들도 회전 운동을 하도록 되어 있고 각각의 세포에 들어있는 DNA도 나선형 회전 구조를 가지고 있다.

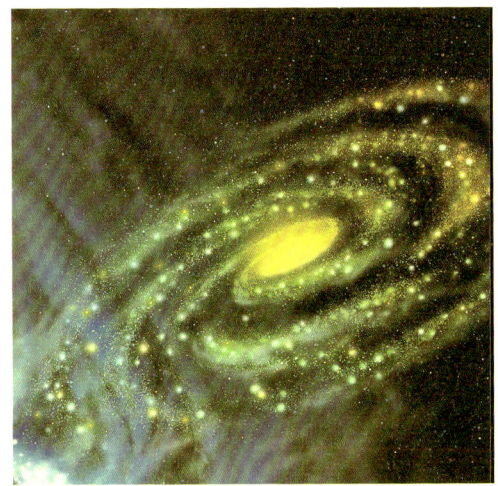 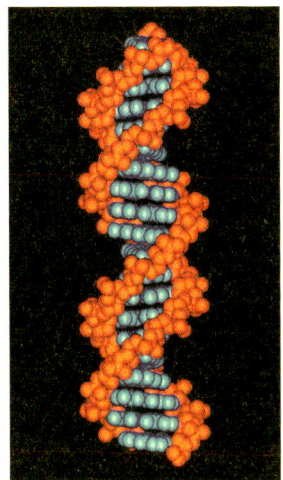

은하계의 회전 운동(좌)과 DNA의 2중 나선형 구조(우)

기공을 할 때도 회전의 원리가 작용한다. 기를 뼛속까지 운기하려면 회전 운동을 해야 한다. 뼈를 회전하면서 모세혈관 깊은 곳까지 기를 운행시킨다. 손목, 어깨, 고관절, 무릎, 발목, 목, 허리 등의 관절을 회전함으로써 뼈와 뼈가 마찰하고 뜨거운 기운을 발생시킨다. 그러면 진기가 뼛속 깊숙한 곳까지 통하면서 근과 골이 기운으로 충실히 채워지고 뼈를 재생시킨다.

각도(비틀기)를 통한 운기 | 초보자도 쉽게 기운을 느낀다

기공 동작에서 각(角)을 주는 것은 조신의 방법과 일맥상통한다. 기공 동작에서는 미세한 각도의 변화에도 막혔던 기가 통하게 되며 근육의 긴장과 이완, 호흡의 완급에도 영향을 미친다.

국학기공 동작은 쉽고 간단한 동작이 대부분이지만 운동 효과는 매우 크다. 손가락, 손목, 무릎 등에 각도를 주었다가 풀어주는 동작을 호흡과 병행하게 되면 초보자들도 쉽게 기감을 느낄 수 있고, 내기를 단련하는 데도 효과적이다.

나이가 들수록 우리 몸의 근육과 세포는 뭉치고 굳어서 노화하게 되는데 그 원인은 기혈의 흐름이 원활하지 못하기 때문이다. 기혈의 흐름을 방해하는 것은 심리적인 스트레스도 있지만 장시간 잘못된 자세를 취하거나, 운동부족 혹은 운동과다로 인한 것이다. 특히 어깨, 고관절, 팔다리에 연결된 근육들은 과도하게 긴장되어 있거나 늘어나 있는 경우가 많다. 이런 상태에서는 운동을 해도 기운이 근육 깊은 곳까지 통하지 못한다.

뼈를 회전하면서 근육을 비틀어주는 동작을 호흡과 병행할 경우, 몸속에 정체되어 있는 노폐물이 효과적으로 배출되고 새로운 에너지가 근육 깊숙이 전달된다. 또한 근육을 비틀어 짜주었다가 풀어주는 동작을 하면 모세혈관을 활성화시켜 기혈순환이 활발해진다.

각을 통한 운기 동작 ▶
팔목, 발목, 무릎, 팔꿈치 등의 관절에 각도를 주는 것은 운기에 도움을 준다.
새끼 손가락을 살짝 들어 각도를 주는 것만으로도 전신에 운기가 된다.

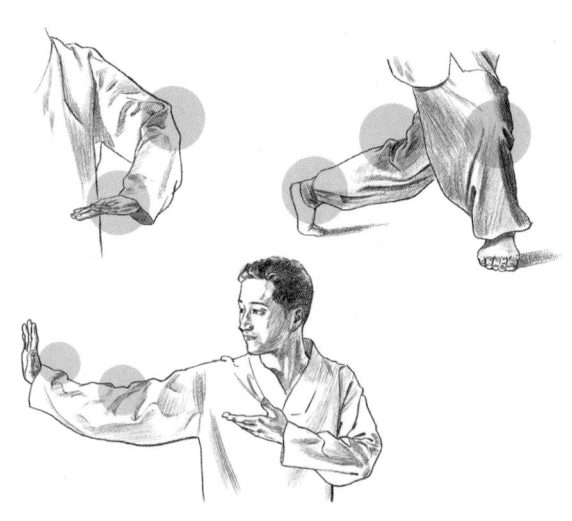

국학기공의 효과

국학기공은 경락과 혈관, 신경을 통해 온몸 구석구석에 기운이 통하게 한다. 기운이 몸 전체로 두루두루 돌게 되면 오장육부의 기능이 순조로워지면서 가슴이 편안해지고 머리는 맑고 상쾌해진다. 이때 생기는 옥침을 삼키면 몸 안에 있는 웬만한 질병은 자연적으로 치유되기도 한다. 정신적으로는 무한한 우주의 근원 에너지와 연결되면서 여러 가지 잠재능력이 발현되기도 한다.

물 흐르듯 느리고 자연스런 동작과 때로는 뇌성벽력 같은 힘있는 동작 속에서 내근이 단련된다. 동작을 하는 과정에서 몸에 열감이 발생하며, 뼛속까지 침범한 냉기와 사기가 정기正氣에 의해 밀려난다. 이러한 과정을 꾸준히 반복하면 막혀 있던 기운의 통로가 뚫리고 혈액순환이 원활해지며 피가 맑아지기 때문에 정신 또한 맑아진다.

내기와 진기가 몸속에 충만해지면 인체의 생명활동과 자연치유력은 극대화되며 탄력을 잃고 굳어져 있던 근육과 세포가 생기를 되찾아 몸이 정화되고 체질이 바뀐다.

우리의 성정 또한 오장육부와 밀접한 관계가 있어 오장육부가 건강하고 기운이 조화로워지면 성격 또한 원만해지고 조화로워진다. 나아가 세상 만물과 인간에 대한 깊은 사랑에 눈뜨게 된다. 국학기공은 인간본연의 몸과 마음의 모습을 되찾게 한다. 국학기공의 육체적·정신적 효과를 간략하게 간추리면 다음과 같다.

육체적 효과

- 근육과 골격을 바로잡고 튼튼하게 한다.
- 혈액순환이 좋아지고 손발이 따뜻해진다.
- 피로가 없어지며 잠이 잘 온다.
- 몸이 가뿐해지고 힘이 느껴지며 손끝·발끝까지 기운이 뻗친다.
- 가벼운 질병이 완쾌되며 만성병이 크게 호전되거나 완치된다.
- 질병에 대한 예방 능력이 생긴다.
- 체중과 혈압이 조절된다.
- 목소리에 힘이 생기고 자신감이 밴다.
- 몸이 놀랄 만큼 부드러워진다.
- 피부가 부드러워지고 기미, 주근깨, 검버섯 등이 없어진다.
- 여성은 생리가 순조로워지고 변비, 설사 등이 정상화된다.
- 정력과 활력이 넘치며 건강한 성생활에 도움이 된다.
- 과음하는 습관을 자제하게 되며 음주 후에도 뒤끝이 깨끗해진다.
- 알레르기 체질이 개선된다.
- 무술을 연마하는 사람이면 심오한 무공력武功力이 배양된다.

정신적 효과

- 불안감, 공포감, 강박관념이 점차 해소된다.
- 마음이 편안해지며 평화와 행복감을 느낀다.
- 매사에 자신감이 없고 부정적인 사람이 긍정적이고 적극적으로 바뀐다.
- 급하던 성격이 느긋하고 침착해진다.
- 자신의 몸을 아끼고 사랑할 줄 알게 된다.
- 용기와 뱃심이 생긴다.
- 집중력과 창조력이 길러진다.
- 자기 안에 가득찬 무한한 사랑의 힘을 경험하고 감사함을 알게 된다.
- 대인관계에서 자연스럽고 예의 바른 사람이 된다.
- 과격하고 공격적인 사람이 부드럽고 조화롭게 변한다.
- 우주와 내가 하나로 연결되는 느낌을 체험한다.

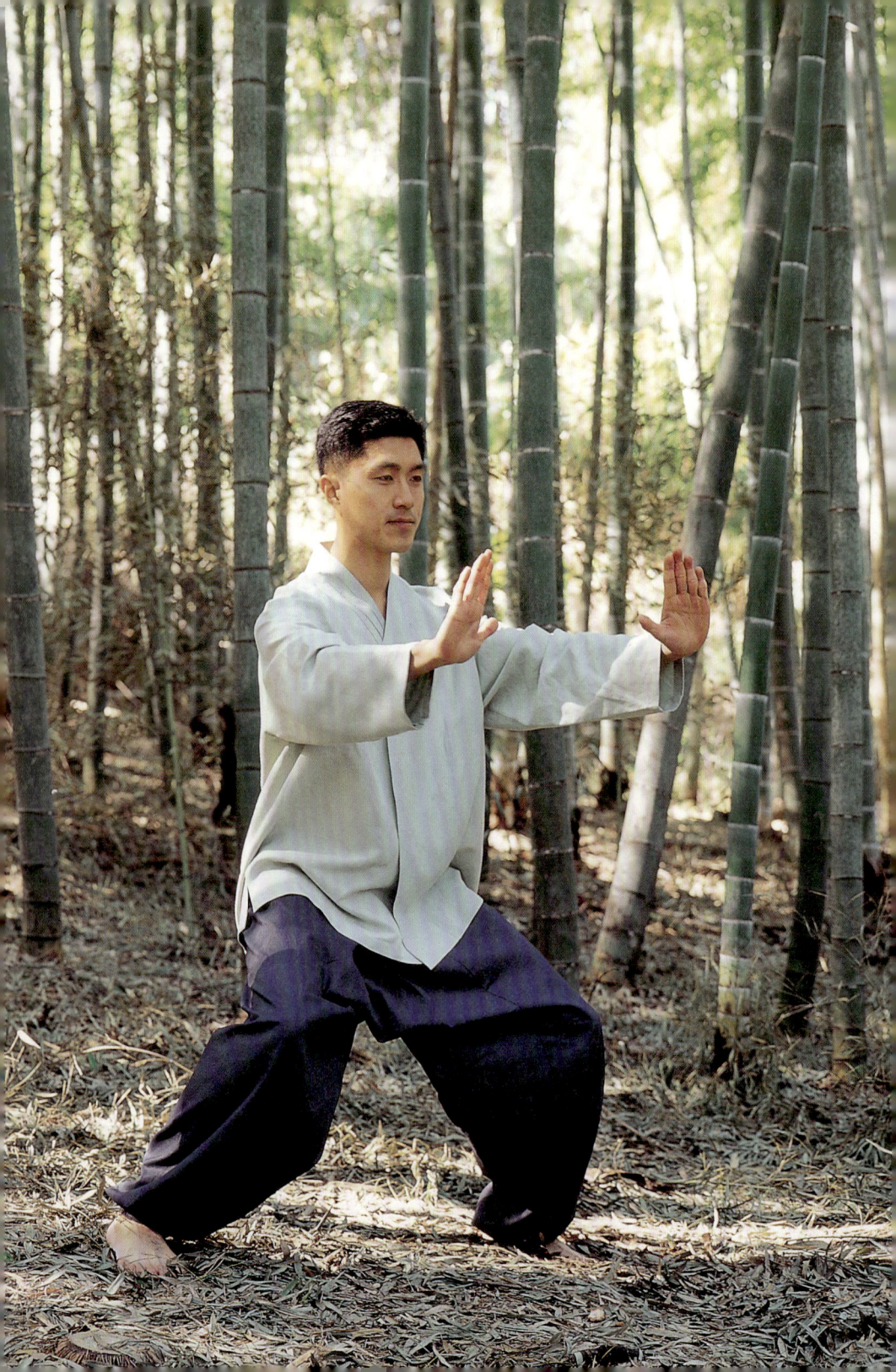

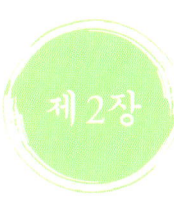

준비마당

내가 호흡하는 이 숨은 이제
나의 숨이 아니다
그것은 우주의 숨이며 생명의 숨이다
… 숨이 들어올 때 나는
새로운 존재로 탄생하고
숨이 나갈 때 병들고 때묻은
과거의 나는 죽는다

기를 느끼면 기공이 더 재미있다

지감止感

기공을 할 때 기 감각을 터득하는 것은 필수다. 기운을 느끼지 못하고 국학기공을 한다면 단순한 무용이나 체조와 다를 바 없다.

 기를 느끼는 것을 매우 어렵게 생각하는 사람도 있으나 기를 느끼는 감각은 누구에게나 있다. 꽃의 '향기香氣'를 맡을 수 있는 것은 기 감각이 있기 때문에 가능하다. '감기感氣'에 걸리는 것도 기의 균형이 깨어진 것에 대한 우리 몸의 반응이다. 기를 터득하는 것은 수영을 할 때 물의 부력을 느끼거나 자전거를 탈 때 균형 감각을 터득하는 것과 같다.

 기를 느끼고자 한다면 이성적인 논리나 분석을 통해 다가가서는 안된다. 기를 느끼는 요령은 집중이다. 그러나 대부분의 사람들은 '집중'을 할 때조차 분석적으로 이해하려고 한다. 우선 기를 느끼기 위해서는 이성적인 사고를 잠시 접어두고 몸의 느낌에 집중해야 한다. 뜨거운 물에 손을 넣었을 때 우리는 즉각적으로 뜨거움을 느끼고 손을 뺀다. 아주 짧은 순간이지만 이 순간은 우리의 감정이나 생각이 배제된 완전한 집중의 상태이다.

국학기공에는 초보자들도 간단하게 기를 느끼고 집중할 수 있는 방법으로 지감 수련이 있다. 지감 수련을 통해 집중력이 길러지고 수련에 흥미를 더할 수 있다.

지감의 의미는 말 그대로 '감각을 그치는 것'이다. 여기서 '감각을 그친다'는 말의 의미는 감정과 생각, 사념을 멈춘다는 뜻이다. 평상시 우리 마음은 수많은 생각과 기억, 감정의 소용돌이로 늘 분주하고 소란스럽다. 의도적으로 이러한 잡념을 떨치고 집중하려 하면 할수록 사념은 꼬리에 꼬리를 물고 더욱 솟아오른다. 집중을 하는 효과적인 방법은 잡념을 없애려고 애쓰는 것이 아니라 잡념은 그대로 놓아둔 상태에서 마음의 중심을 잡는 것이다. 기운의 느낌에 전일집중 하다보면 마음이 한 곳에 모이고 잡념은 저절로 가라앉는다.

지감의 첫 번째 단계는 기 에너지가 존재한다는 사실을 인정하는 것이다. 기 에너지에 대한 믿음을 가지고 아주 작은 느낌이라도 마음을 열고 인정하는 것이 중요하다.

지감은 먼저 우리 몸 중 특히 감각이 예민한 손에서부터 시작한다. 에너지의 정수인 진기眞氣가 가장 쉽게 활성화되는 곳이 손이다. 지감이 숙련되면 나중에는 굳이 애쓰지 않아도 단전에 에너지 중심이 형성되면서 마음을 한 곳에 온전히 둘 수 있는 상태로까지 깊어진다.

지감을 처음 할 때는 체온이나 열감, 자력감과 같은 외기外氣를 느낀다. 그 느낌이 깊어지면 나중에는 혈관

집중을 위한 수련
한 가지 물음을 붙잡고 수행하는 선가禪家의 화두참구 수련이나 몸에 의도적으로 고통을 가하는 고행 등도 집중을 위한 수행법 중 하나이다.

에서 피가 흐르는 것을 느낄 수 있고 더욱 의식을 집중하면 모세혈관에 피가 흐르는 것까지 느껴진다. 온몸의 지감이 이루어지면 전신의 세포 하나하나가 에너지로 충만하여 살아 움직이는 것을 느끼게 되고, 몸과 마음이 하나가 된 정신통일의 상태에 이른다.

장심과 용천, 하단전에 기운을 느끼고 혈성이 살아나면 동공을 하면서도 기운의 감각을 놓치지 않고 유지할 수 있다. 평상시에도 기를 느끼는 연습을 많이 하면 동공뿐만 아니라 정공을 하는 데 도움이 된다. 특히 단전의 감각이 약한 사람은 지감 수련을 통해 단전의 열감을 활성화하는 데 많은 도움을 받을 수 있다.

다음 수련법은 우리 몸의 외단전이 위치한 발바닥과 손바닥, 그리고 내단전 중 하나인 하단전에서 기운을 느끼는 간단한 수련법이다.

처음에 느껴지는 기는 피부 표면에서 느껴지는 외기의 차원이다. 그러나 이것이 반복되면 그 느낌들은 더 강해지고 또렷해진다. 이렇게 기감에 몰입하다 보면 뇌파가 떨어져 마음은 아주 평화로워지며 몸과 마음이 이완되어 몸속에서부터 태동하는 내기內氣를 더욱 강하게 느낄 수 있다.

육감을 깨우는 지감 수련
기는 생체 에너지로써 만져지거나 육안으로 볼 수 없다. 기를 느끼거나 보기 위해서는 일상적으로 우리가 사용하는 오감이 아닌 '육감六感'이 필요하다. 지감은 육감을 깨우는 기초적인 수련법이다.

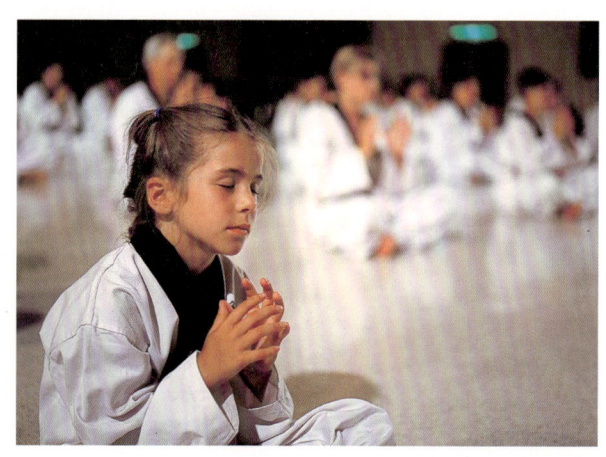

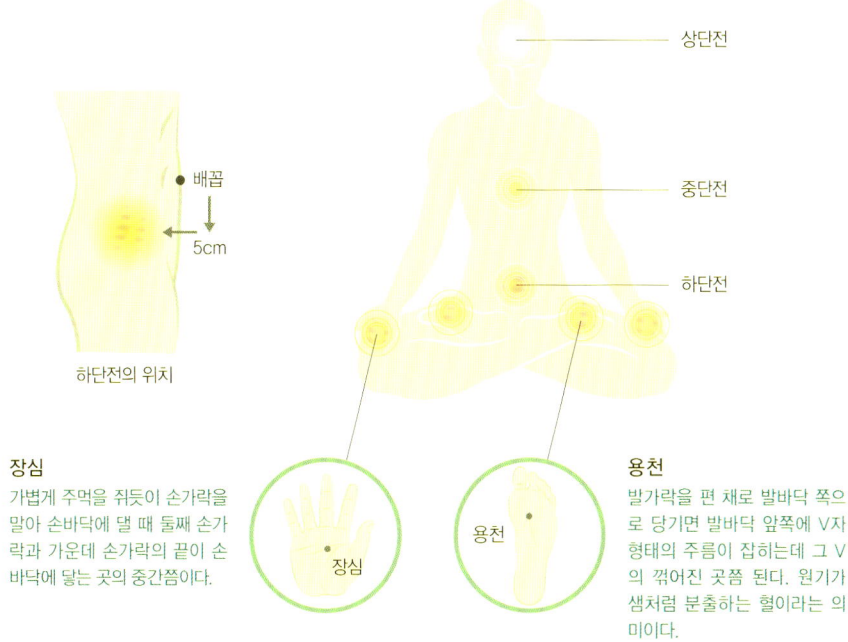

장심
가볍게 주먹을 쥐듯이 손가락을 말아 손바닥에 댈 때 둘째 손가락과 가운데 손가락의 끝이 손바닥에 닿는 곳의 중간쯤이다.

용천
발가락을 편 채로 발바닥 쪽으로 당기면 발바닥 앞쪽에 V자 형태의 주름이 잡히는데 그 V의 꺾어진 곳쯤 된다. 원기가 샘처럼 분출하는 혈이라는 의미이다.

내단전과 외단전

우리 몸에는 7개의 단전이 있다. 단전은 '기운의 밭'이라는 의미로 기가 모여 저장되는 장소이다. 단전은 우리 몸의 육체적인 차원이 아니라 에너지 차원에 존재하는 입체적인 시스템이다. 따라서 고정된 어느 한 지점이 아니며 해부학상으로 나타나지도 않는다. 그러므로 정확한 위치는 수련자가 수련을 통해 느껴야 한다.

아랫배에 있는 하단전, 가슴 부위에 있는 중단전, 머리에 있는 상단전을 가리켜 내단전內丹田이라 하고 양손바닥의 장심掌心과 양발바닥 용천湧泉을 합한 4개를 외단전外丹田이라 한다. 보통 단전이라고 할 때는 하단전을 의미한다.

손에서 기운 느끼기

용천과 장심은 우리 몸에 기운이 드나드는 주요한 통로로서, 우주의 에너지를 인체에 공급하는 관문이라 할 수 있다. 먼저 기운을 느끼기 위한 수련에 들어가기 전에 몸과 마음을 충분히 이완하는 것이 중요하다.

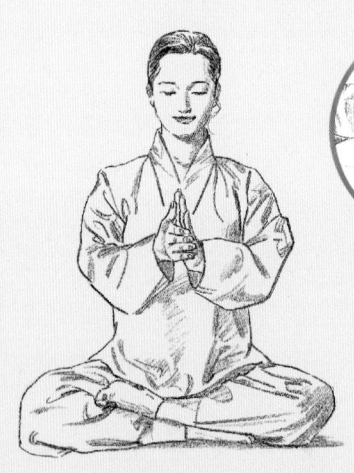
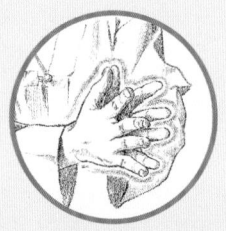

1
먼저 손바닥에 열감이 느껴질 때까지 양손을 뜨겁게 비벼준다. 그리고 박수를 50회 이상 쳐주면 손바닥 전체의 혈성이 살아나면서 장심의 느낌이 더욱 살아난다. 박수를 칠 때는 손을 부채살처럼 쭉 펴서 손바닥 전체가 자극이 되도록 한다.

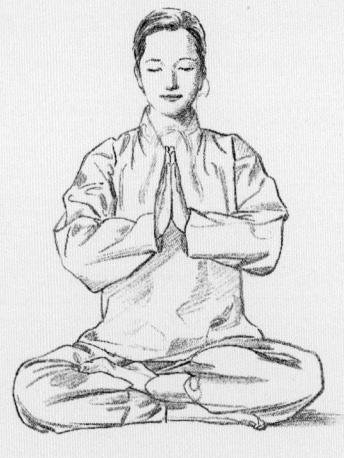

2
목과 어깨, 팔 가슴에 힘이 들어가지 않도록 편안하게 온몸을 이완하고 마음도 편안하게 한다.
양손을 가슴 앞에 합장하여 양손바닥의 느낌에 집중한다.

계속해서 손바닥에 따뜻한 느낌이 느껴지는 것을 상상하다 보면 자연스레 집중이 된다. 손에 느껴지는 아주 미묘한 감각도 놓치지 않고 집중한다.

처음에는 체온을 느끼다가 온기나 서늘한 느낌이 들기도 한다.
심장을 떠난 피가 혈관을 따라 손으로 흐르는 것을 느껴본다.
손에 흐르는 맥박이 느껴지고 그 외의 다른 감각도 느껴진다.

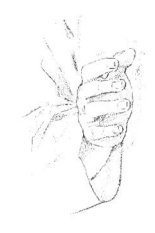 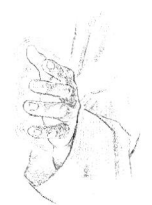

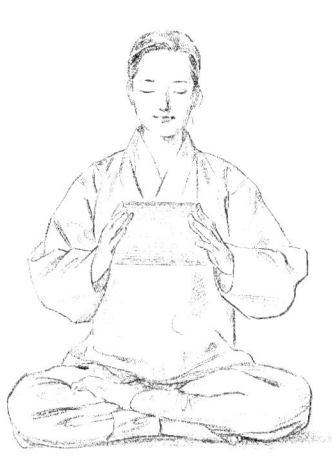

손바닥을 천천히 5~10센티미터 가량 떼면서
계속 손바닥에 의식을 집중한다.
손에서 따뜻함, 짜릿함, 자력, 압력 등의 느낌이 나타난다.
양손이 마치 허공에 떠 있는 것처럼 느껴지기도 한다.

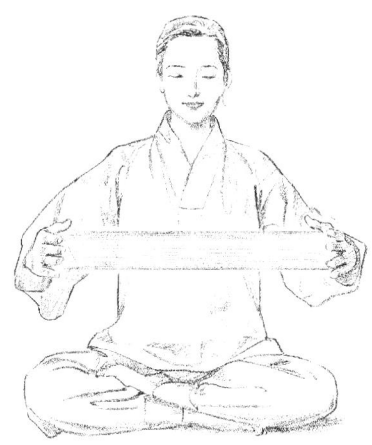

그 느낌을 계속 유지한 채 숨을 들이마시면서
양손을 서서히 벌리고 내쉬면서 모아본다.
힘을 빼고 서서히 자연스럽게 하는 것이 중요하다.
집중이 잘 되면 호흡에 상관없이 해도 된다.

양손 사이에 젤리처럼 부드럽고 강력한 에너지장이
형성되는 것이 느껴지기도 한다. 그 느낌이 강력해지면
양손을 더 벌리고 손바닥이 멀어짐에 따라 발생하는
기 에너지의 변화에 집중한다.

양손바닥이 자석처럼 되어, 서로를 잡아당기고 밀어내는
느낌이 들기도 하는데 이 감각은 처음에는 아주 미미하지만,
계속 집중하고 있으면 점점 강하고 분명해진다.
기 에너지의 감각이 강력해지면, 양손바닥을 더 벌린다.
손으로 기 에너지의 흐름을 따라가며 기운을 타고
그 느낌을 즐긴다.

발에서 기운 느끼기

하체가 허약해지는 것은 몸이 노화하는 증거 중의 하나이다. 나이가 들어 하체가 부실해지면 하체의 기혈 흐름이 정체되고 막힌다. 발바닥에 위치한 용천혈에서 기를 느끼기 위해서는 다리를 충분히 풀어주어야 한다. 용천은 '원기가 샘처럼 분출한다'는 의미로서 우리 몸의 중요한 혈자리 중 하나이다.

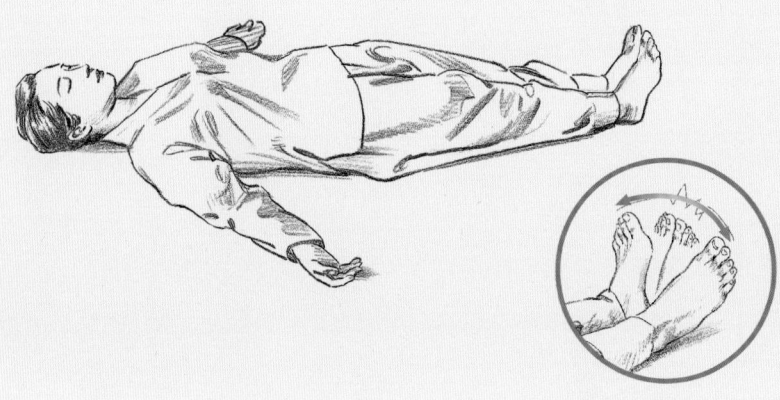

1
자리에 누워 다리를 쭉 펴고 두 다리를 모은다.
양발을 서로 톡톡 부딪치며 움직여 주기를 100~500번 정도 반복한다.

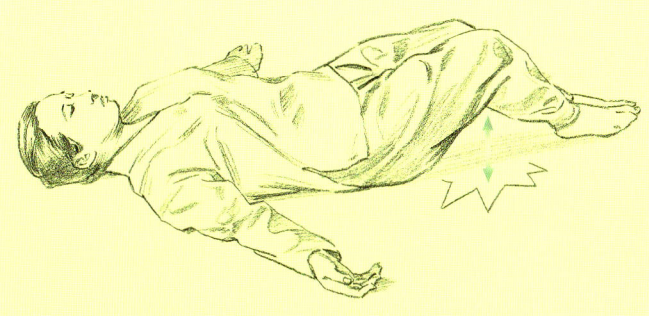

❷ 무릎을 위·아래로 털썩 털썩 들었다 놓았다 하면서 다리를 풀어준다.

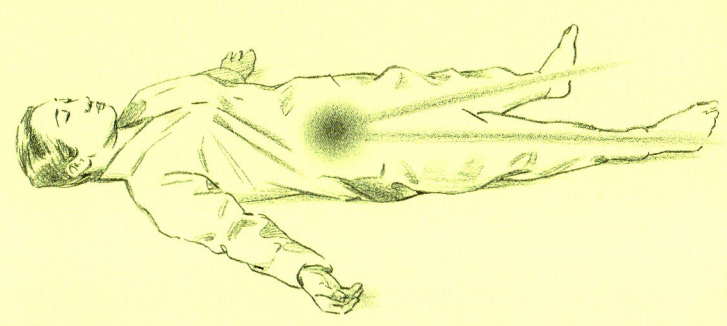

❸ 양발을 어깨너비로 벌려 다리에 힘을 빼고 전신을 편안히 이완한다.
마음을 발바닥에 집중한 채 발바닥으로 숨을 쉰다고 생각한다.
들이마실 때는 숨이 발바닥에서 단전까지 들어오고 내실 때는 다리를 통해서
발바닥으로 숨이 나가게 한다. 천천히 호흡을 반복하면 발바닥이 따끔거리거나
열감, 저린 느낌, 안개처럼 발바닥 주위를 감싸는 느낌 등 여러 가지 감각이 나타난다.

단전에서 기운 느끼기

하단전은 우리 몸의 세 개 내단전(상단전, 중단전, 하단전) 중의 하나이다. 보통 단전이라 할 때는 하단전을 의미한다. 아래의 기감 연습은 선 자세로 하는 것이 좋으며 되도록 아랫배에 힘이 들어가지 않도록 한다.

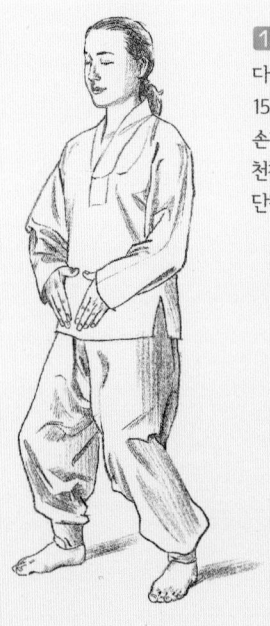

1
다리를 어깨너비로 벌리고 무릎은 15도 정도 굽힌다. 양손바닥이 단전을 향하게 하여 손바닥이 단전에서 멀어졌다 가까워졌다 하기를 천천히 반복한다. 호흡은 아주 편하게 하면서 단전에 기를 느껴본다.

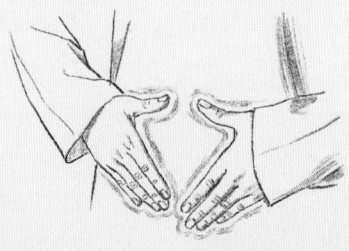

2
어느 정도 느낌이 오면 양손에서 단전까지 기운이 그대로 연결된 느낌을 유지하면서 손바닥을 시계방향으로 돌린다.

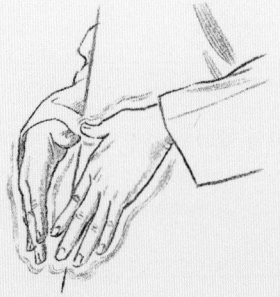

3
손은 단전에서 5센티미터 정도 떨어진 상태로 두고 아랫배를 천천히 움직이며 단전을 느껴본다.

마음에서 생기는 에너지

진기 眞氣

기 에너지는 인간의 몸속에서 세 가지 방식으로 흐르는데 이를 원기原氣, 정기精氣, 진기眞氣라고 한다. 원기와 정기가 마음을 집중하지 않아도 발생하는 에너지라면, 진기는 마음의 집중을 통해서 발생하는 에너지이다. 국학기공에서 활용하는 에너지는 바로 이 진기이다. 마음을 단전에 모으면 단전에 기운이 생기고 손에 모으면 손에 기운이 생긴다.

  기 에너지의 첫 번째 유형인 원기는 대물림되는 에너지로 인간이 태어날 때 부모에게서 물려받는 에너지를 말한다. 두 번째 유형인 정기는 식사와 호흡을 통해 얻을 수 있다. 세 번째 유형인 진기는 정신집중과 수련을 통해 얻어지며 에너지의 정수라 할 수 있다.

  진기는 의식을 집중하여 깊은 호흡을 할 때 얻어진다. 숨을 들이쉬면 순수한 우주 에너지인 진기가 몸 안으로 들어온다. 우주 에너지를 진기로 받아들여 몸 안에 순환시키는 힘은 집중된 정신의 힘이다. 진기는 집중을 통해서 얻어지는 에너지이기 때문에 사람의 의지로써 조절할 수 있다. 다음의 방법대로 진기를 느껴보자.

진기 느끼기

자신의 손바닥 중심에 의식을 집중한다. 의념을 통해 그 부분이 손의 다른 부분보다 더 따뜻해진다고 상상한다. 시간이 지날수록 손바닥 중심에 열감이 더 강해진다. 몸의 다른 부분과 온도를 비교해 봐도 이곳의 온도가 더 높게 느껴진다.

이 열은 바로 진기가 모인 것으로, 집중된 의식에 의해 발생한 것이다. 몸 어느 부분에 초점을 맞추더라도 진기는 의식을 집중한 곳에 모인다.

의수단전意守丹田
진기를 단련하는 좋은 방법은 항상 깨어 있는 의식 속에서 일상 생활을 하는 것이다.
마음은 낙천적이고 평정한 상태를 유지하고 말과 행동 하나하나에도 정신을 집중하며 항상 마음을 아랫배 단전에 두는 것을 의수단전이라 한다.
그 외에도 항문을 조이고 입은 다물고 혀는 천장에 댄 편안한 상태에서 단전에 의념하는 것도 진기를 단련하는 좋은 방법이다.

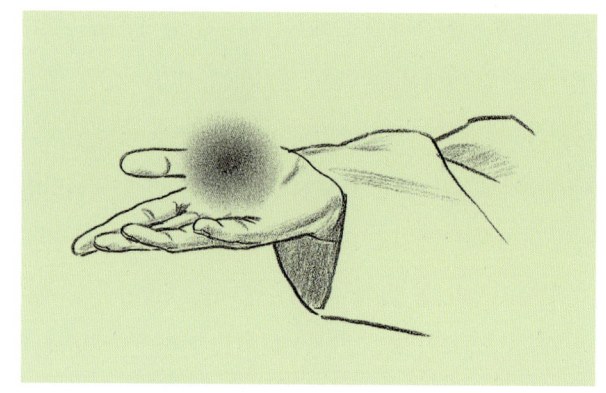

국학기공을 위한 기본 자세

상허하실 上虛下實 | 상체는 이완하고 하체는 튼실하게

기운이 모이려면 마음도 중요하지만 자세도 아주 중요하다. 여기 소개하는 동작들은 본격적으로 기공을 하기 전에 몸의 자세를 바로 잡아주는 동작들이다.

기공을 할 때 손의 자세는 특별히 구애받지 않으나 다리의 자세는 기본 자세로부터 응용되어 나온다. 기본 자세를 충분히 단련하면 움직이는 가운데서도 기운의 흐름이 끊기지 않고 균형을 잡아 정확하고 견고하며 충실한 동작을 취할 수 있다.

기공을 할 때는 기본적으로 배꼽을 기준으로 해서 상반신은 힘을 빼고 하반신에 힘이 들어가게 하는 상허하실 자세를 유지한다. 기적으로 균형잡힌 몸을 만들기 위해서는 목덜미의 굳은 근육을 없애고 상체에 힘이 실리지 않도록 편안하게 이완시켜야 한다. 그 상태에서 기운을 타고 자연

스럽게 동작을 한다. 반대로 하체는 중심을 낮추어 상체의 무게감을 실어 견고한 기운이 발바닥에서 단전까지 차도록 한다.

대부분의 현대인들은 정신적인 긴장의 연속으로 상반신은 경직되고 하반신은 허하다. 여기 소개된 동작들은 간단하지만 하체를 튼튼하게 하고 상체를 이완시키며 축기가 될 수 있도록 한다.

양다리의 간격

다리를 벌리는 간격은 다양하다. 일반적으로 가장 쉽고 기본적인 자세는 자신의 어깨너비 정도 다리를 벌리는 것이다. 특별히 힘들지 않아서 초보자에게도 어렵지 않은 자세이다. 초보자가 처음부터 다리를 너무 넓게 벌리고 수련하면 단전과 하체의 기운이 흩어져 기운이 모이기는커녕 힘이 빠질 수 있으므로 과욕은 삼가한다.

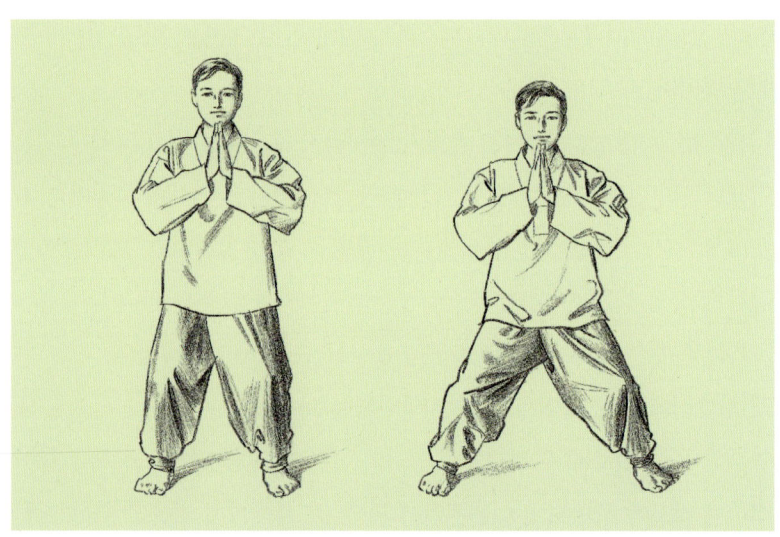

가장 좋은 자세는 짧은 시간에 최대의 효과를 얻을 수 있으며, 기운이 단전에 잘 모이고 또 전신으로 순환이 잘 되는 자세이다. 즉 축기와 운기가 저절로 이루어지는 자세이다. 다리를 벌렸을 때 너무 긴장되지 않으면서 동시에 기운이 흩어진다는 느낌이 들지 않을 정도의 너비가 가장 좋다. 수련 정도에 따라 다리를 벌리는 간격이 달라지는데, 초보자는 자신의 어깨너비 정도가 좋고, 숙달된 사람은 점차 더 넓게 벌린다. 한번 익숙해진 자세는 우리 몸이 기억하고 있기 때문에 빠른 동작을 하면서도 안정되고 바른 자세를 유지할 수 있다.

양발의 각도

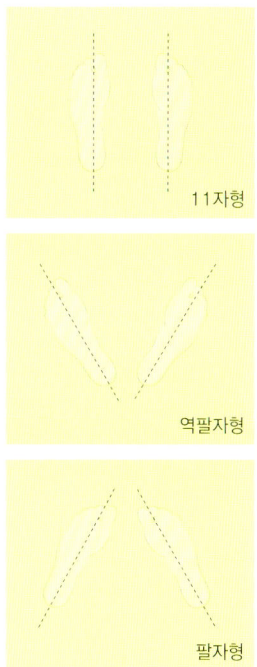

11자형

역팔자형

팔자형

발의 모양은 양발이 평행이 되게 서는 11자형, 발끝이 안쪽으로 모아진 팔자형(八), 발끝이 밖으로 많이 벌어진 역팔자형이 있다. 기공수련을 할 때는 주로 11자형이나 팔자형을 취하는데 무릎과 고관절을 조여 기운을 모아주기 때문이다.

어린이나 장수하는 노인의 걸음을 자세히 관찰하면 대개 11자형이거나 밖으로 15도 정도 벌어진 자세이다. 다리에 힘이 빠지고 배가 나와 근육이 변형되면 역팔자 자세(팔자걸음)로 걷게 되는데, 이 팔자걸음은 무릎에 변형을 가져오는 바르지 못한 자세이다. 상체의 무게 때문에 뼈가 변형되어 O자형 다리, 즉 무릎 아래 종아리 뼈가 휘어지는 현상을 초래하기도 한다.

무릎을 굽히는 각도

무릎을 굽히는 각도는 기공의 종류와 수련 정도에 따라 다르다. 무릎을 어느 정도 굽히는가에 따라 수련의 강도와 효과가 달라진다. 무릎을 완전히 펴고 바르게 서면 무릎이 긴장되어 몸이 충분히 이완되지 않으므로 기공을 할 때는 무릎을 자연스럽게 굽히게 된다. 그러나 굽히는 정도는 다리를 벌리는 각도와 마찬가지로 단련 정도에 따라 달라진다.

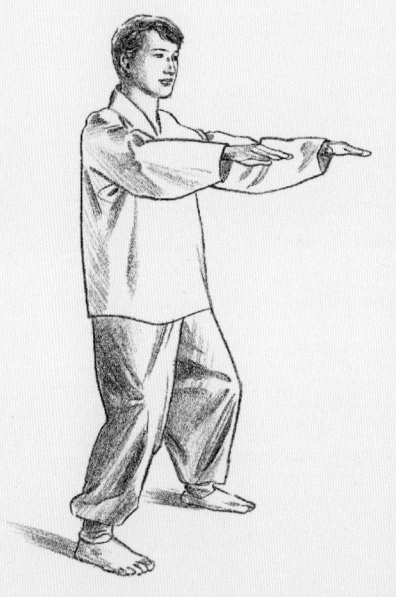

초급 자세

무릎을 약 15~30도 정도 굽힌 자세이다. 가장 쉬운 자세이며 이 상태로 몇 시간씩 수련해도 힘들지 않다. 체력이 약한 사람이나 노인, 무릎이 약한 관절염 환자들에게 권할 만하다. 초보자들은 이 자세부터 시작해서 익숙해지면 점차 더 많이 굽혀 준다.

중급 자세

무릎을 약 50도 정도 굽힌 자세이다. 굽혔을 때 무릎이 엄지 발끝과 일직선이 되는 상태, 또는 조금 더 굽혀서 발끝이 보이지 않는 자세이다. 평소 건강한 사람이라면 초급 자세를 거친 후 이 자세로 수련하면 좋다.

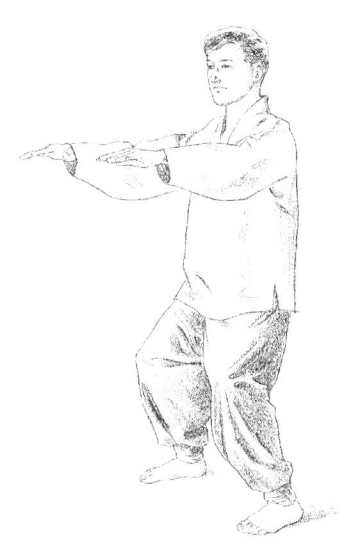

고급 자세

무릎을 90도 정도 깊게 굽힌 자세로 아주 어렵다. 하체는 깊게 굽혀서 다소 긴장되지만 상체는 힘이 전혀 실리지 않는다. 충분히 숙달되지 않으면 2~3분을 넘기기 힘들고 몸이 너무 긴장되므로 오히려 피곤해질 수 있다. 체력이 약한 사람이나 노인들은 무리하게 시도하지 않도록 한다.

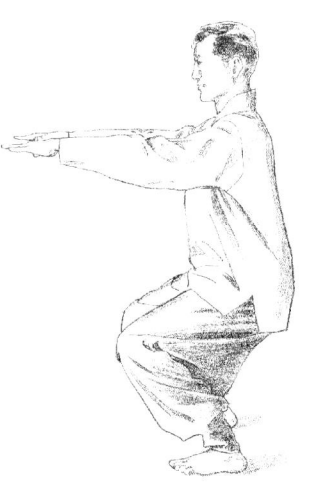

기본 자세 여섯 가지

다음에 소개하는 기본 자세 여섯 가지는 모든 기공을 하기에 앞서 기초 기공력을 배양하는 자세이다. 대부분의 기공 동작은 다음의 여섯 가지 자세에서 조금씩 변형된 동작이므로 기본 자세를 제대로 익히면 기공을 하는 데 큰 도움이 된다.

일시一始 자세

이 자세를 정확히 익히고 수련하면 골반이 저절로 교정되고 몸이 바르게 선다. 그리고 호흡이 자연히 단전까지 내려가 하체의 기운이 단전으로 쉽게 모인다.

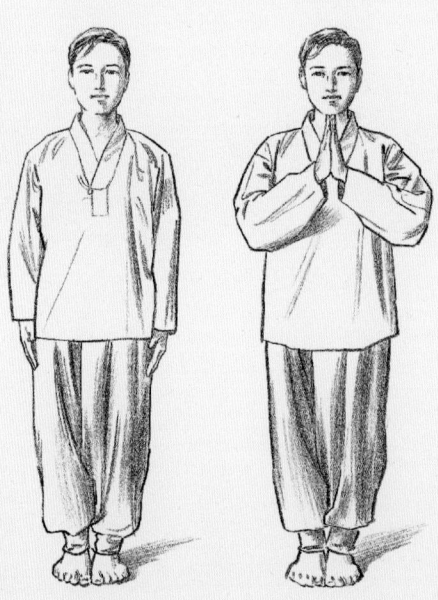

1 팔은 자연스럽게 늘어뜨리거나 합장한다. 어깨에는 힘을 뺀다. 겨드랑이 밑에 달걀 하나가 들어갈 정도의 간격을 두고 이완시키면서 양늑골을 조금 안쪽으로 당겨 기가 단전으로 내려가기 쉽게 한다.

2 입가의 긴장을 풀어주고 혀는 입천정의 이 뿌리에 가볍게 댄다. 이렇게 해줌으로써 등을 통과하는 독맥과 몸 앞을 흐르는 임맥이 하나로 연결된다.

3 양발을 가지런히 붙이고 무릎은 15도 정도 굽히며, 엄지발가락과 발뒤꿈치를 붙여 중심을 용천에 둔다.

4 상체에 힘을 빼고 엉덩이 근육과 다리의 근육을 모아 회음 부위로 지그시 당긴다. 백회, 회음, 용천이 일직선이 되게 한다.

일본一本 자세

이 자세를 취한 상태에서 얼마든지 오랫동안 수련을 할 수 있다. 내기를 단련하는 데 효과적인 자세이다. 하체를 강화하고 관절염을 없애는 데도 좋다.

1. 일시 자세에서 왼발을 어깨너비만큼 벌리고 무릎을 15도 정도 굽힌다. 양손은 합장을 하거나 상황에 맞게 적절히 취한다. 등을 곧게 펴고 가슴은 약간 오므리되 상체에 전혀 힘이 실리지 않도록 한다.

2. 엉덩이가 뒤로 빠지지 않도록 하고 꼬리뼈는 회음쪽으로 살짝 말아 올린다.

3. 양발은 밖으로 벌어지거나 안쪽으로 오므리지 않도록 하며 완전 평형을 유지한다. 역시 백회, 회음, 용천이 일치 되어 합을 이루도록 한다.

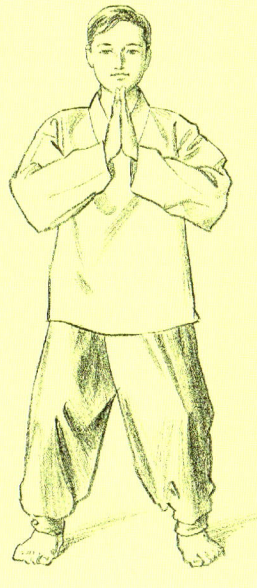

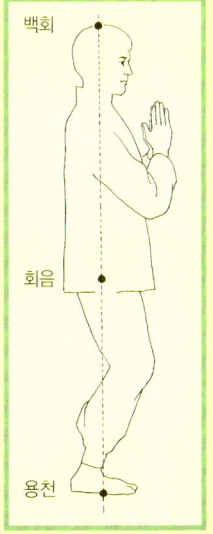

백회 : 머리 맨 위 정수리
회음 : 성기와 항문 사이

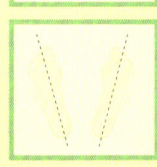

내장하수가 있을 때는 발끝을 안쪽으로 15도 정도 오므려 자세를 취한다.

고혈압, 신경쇠약 환자는 발을 15도 정도 밖으로 벌려서 수련한다. 이렇게 하면 기운을 내리는 효과가 있다.

일천—天 자세

이 자세는 기마 자세라고도 한다. 다소 어려운 자세로 상반신과 지면이 수직을 이루어야 한다. 체력과 내구력을 필요로 하는 자세이기 때문에 노약자나 체력이 약한 사람이 오래 유지하기에는 적합하지 않다.

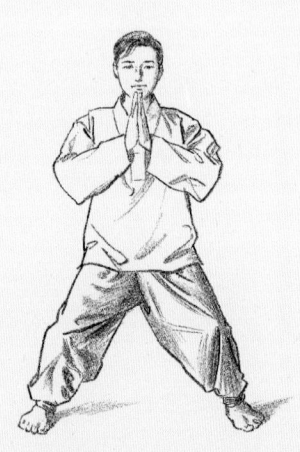

1. 일본 자세에서 다리를 더 넓게(어깨너비의 1.5~2배 정도) 벌린다. 꼬리뼈에 추를 매달아 놓은 것처럼 그 추가 흔들리지 않는다는 생각으로 척추와 지면이 수직을 유지한 채 아주 천천히 자세를 낮춘다.
2. 무릎을 구부리고 허벅지와 무릎이 직각이 되도록 한다. 이 자세에서는 절대 상체와 어깨, 단전, 허리에 힘이 들어가지 않도록 한다.

일심—心 자세

상체가 앞이나 뒤로 숙여지지 않게 특히 주의한다. 백회에서 회음을 잇는 선이 수직이 되도록 자세를 바르게 한다.

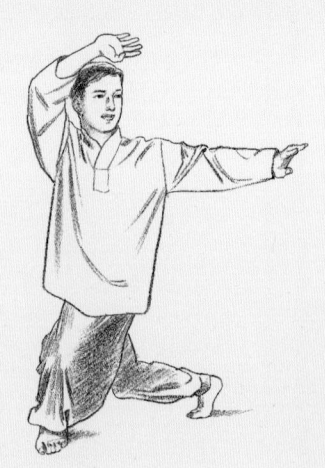

1. 일본 자세에서 오른발(왼발)을 뒤로 빼서 앞발과 어깨너비 정도 거리를 유지한다. 각도는 90도가 되게 한다.
2. 뒤에 있는 발은 무릎을 90도 정도 굽히고 발끝은 세우고 발뒤꿈치는 들어올린다.
3. 한 손으로는 상단을 막고 다른 손은 중단전 높이에서 손바닥으로 밀어준다. 이때 팔꿈치는 약간 굽힌다.

일인一人 자세

한쪽 무릎을 굽히지만 상체는 앞이나 뒤로 기울지 않도록 백회에서 회음부까지 잇는 선이 땅과 수직으로 서야 한다.

1. 일천 자세에서 오른(왼)쪽 무릎을 굽히고 왼(오른)쪽 무릎은 길게 편다.

2. 오른손(왼손)은 상단을 막고 왼손(오른손)은 중단, 혹은 하단 높이로 밀어주고 시선은 뻗어나간 손을 향한다.

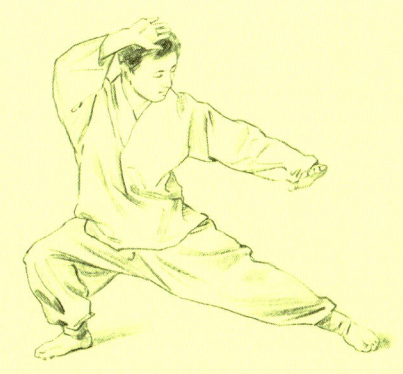

일지一地 자세

앞굽이 자세라고도 한다. 단전에 중심을 잡고 상체를 바로 세우도록 한다.

1. 일천 자세에서 상반신을 오른쪽(왼쪽)으로 돌린다.

2. 앞무릎을 굽히고 뒷다리는 발바닥이 지면에서 떨어지지 않게 하여 무릎을 쭉 편다.

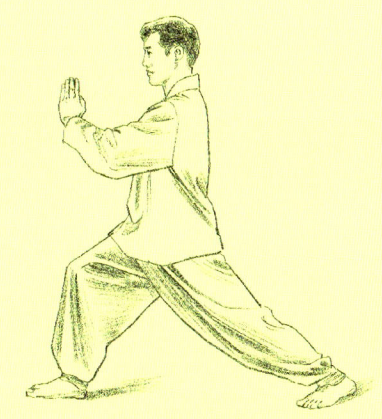

몸 안에 있는 기를 단련한다

내기 內氣

근육과 골격, 그리고 기를 동시에 단련하기 위해서는 근육만 단련하는 운동이 아니라 우리 몸 안에 흐르는 내기를 느끼고 단련해야 한다. 내기는 몸속의 뼈와 오장육부, 경락 그리고 세포 구석구석까지 존재한다. 원기와 정기는 몸속에 내기로 존재하지만 이를 소모시키기만 하고 단련하지 않으면 나이가 들어갈수록 기력이 쇠해진다. 더구나 현대인들은 기를 소모시키는 정신노동, 과로와 스트레스 그리고 자연으로부터 멀어진 생활로 인해 육체와 정신이 황폐해지고 있다.

 오욕칠정에 의한 지나친 감정의 변화 또한 정기를 소진시키고 원기를 상하게 한다. 내기를 단련하면 외부의 병기病氣나 사기邪氣가 침입하지 못하고 설사 들어왔다 해도 내기에 의해 밀려나게 되므로 자연스럽게 건강이 유지되고 병은 치유된다.

내기 느끼기

내기를 느끼고 단련하기 위해서는 올바른 기공 동작(조신)과 호흡(조식)과 의식(조심)의 집중이 적절히 이루어지는 가운데 정기가 진기로 바뀌도록 해야 한다. 다음에 소개하는 동작은 기공 초보자도 쉽게 내기를 느끼고 단련할 수 있는 간단하면서도 효과가 큰 내기 단련법이다. 호흡과 함께 몸 안에 있는 기운을 쓰면 호흡량도 길어지면서 몸의 기운이 넘쳐난다.

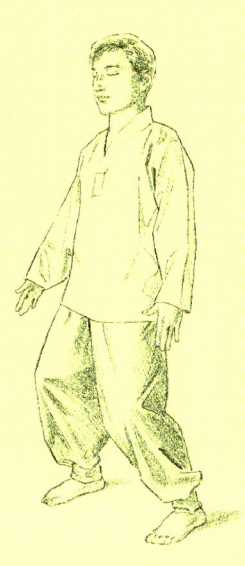

1
다리는 일보 자세를 취하고
두 팔은 편안하게 내린 상태에서 손가락을 편다.
그 상태에서 손가락 끝에 마음을 집중한다.
계속해서 손가락 끝에 마음을 모으면
손끝이 뜨거워짐을 느끼게 된다.
점차 손끝에서 열이 나고
맥박이 뛰는 것을 느낄 수 있다.

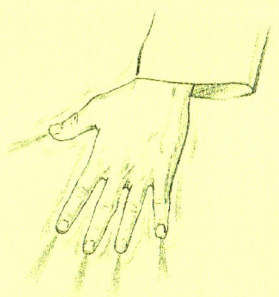

손가락을 부채살같이 쭉 펴고
계속해서 마음을 집중한다.
다섯손가락 끝에 팽팽하게 터질듯한
압력이 느껴지고 손이 커지는 듯한 느낌이 든다.
손가락 끝에서 기운을 뿜어내면서
손끝으로 기운이 나가는 것을 느껴본다.
손끝에 느낌이 생생하게 살아날 때까지
꾸준히 연습한다.

2
손끝에 기운이 느껴지면 이번에는 엄지발가락이
마주보도록 다리와 무릎을 안으로 모아준다.
두 팔은 곧게 펴서 손끝이 땅을 향하도록 한다.

이때 손바닥은 안쪽을 향하도록 하고
엄지손가락이 앞을 향하도록 하여 부채살처럼 쭉 편다.
손끝을 창과 같이 강하게 쭉 펴서
손끝에 느껴지는 기의 느낌에 집중한다.

그 자세로 숨을 들이마시고 멈춘 상태에서
손끝에 계속 집중한다.
다섯손가락 끝이 터질 것 같은 압력감과 함께
온몸으로 열감이 퍼져나가는 것을 느낀다.

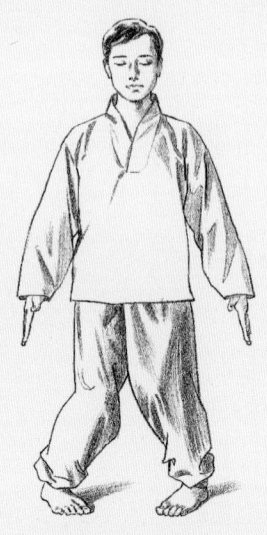

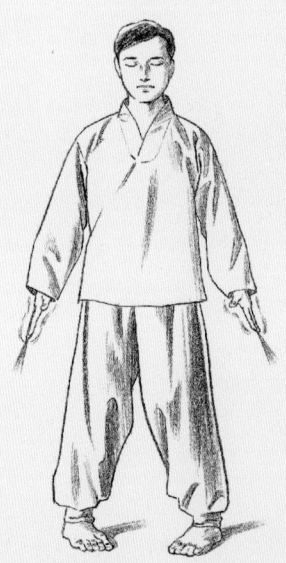

3
하나, 둘, 셋을 세고 숨을 내쉬면서
무릎을 쭉 펴주고 손끝으로
기를 강하게 내보낸다.
다시 숨을 들이마시고 내쉬면서
이 동작을 10회 정도 반복한다.
셋을 세고 숨을 내쉴 때
기합을 강하게 넣어주어도 좋다.

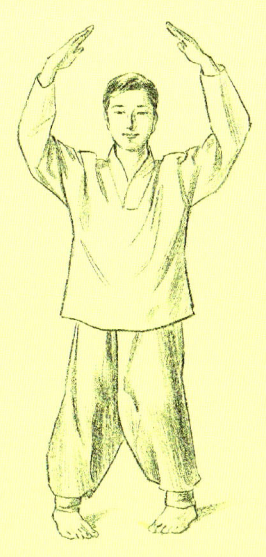

4
이번에는 숨을 들이마시면서 천천히
두 손을 머리 위로 올려주고
동시에 무릎을 굽혀준다.

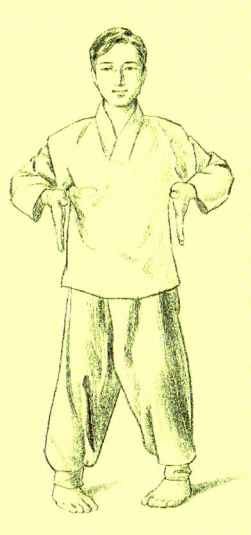

5
숨을 멈춘 상태에서
천천히 손을 내리면서
손끝을 창과 같이 곧게 세워
땅으로 향하게 한다.
이때 손끝으로 온몸의 내기가
모이는 것을 느낀다.

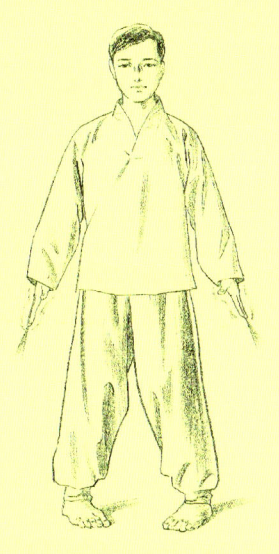

6
숨을 내쉬면서 무릎은 펴주고 동시에
손끝을 창처럼 곧게 세워 땅에 박는 기분으로
최대한으로 손끝에 기를 모아 내뿜는다.
이때 하나, 둘, 셋을 세고 기합을 넣어도 좋다.

준비마당

긴장과 이완을 통한 내기 단련

내기 단련은 국학기공에 있어서 정충을 위한 기본 수련이면서도 중요한 수련이다. 수련의 단계에 관계 없이 날마다 꾸준히 행하다 보면 어느 순간 스스로도 놀랄 만큼 흔들림 없는 심신의 안정을 느낄 수 있고 강인한 체력과 정신력이 배양된다.

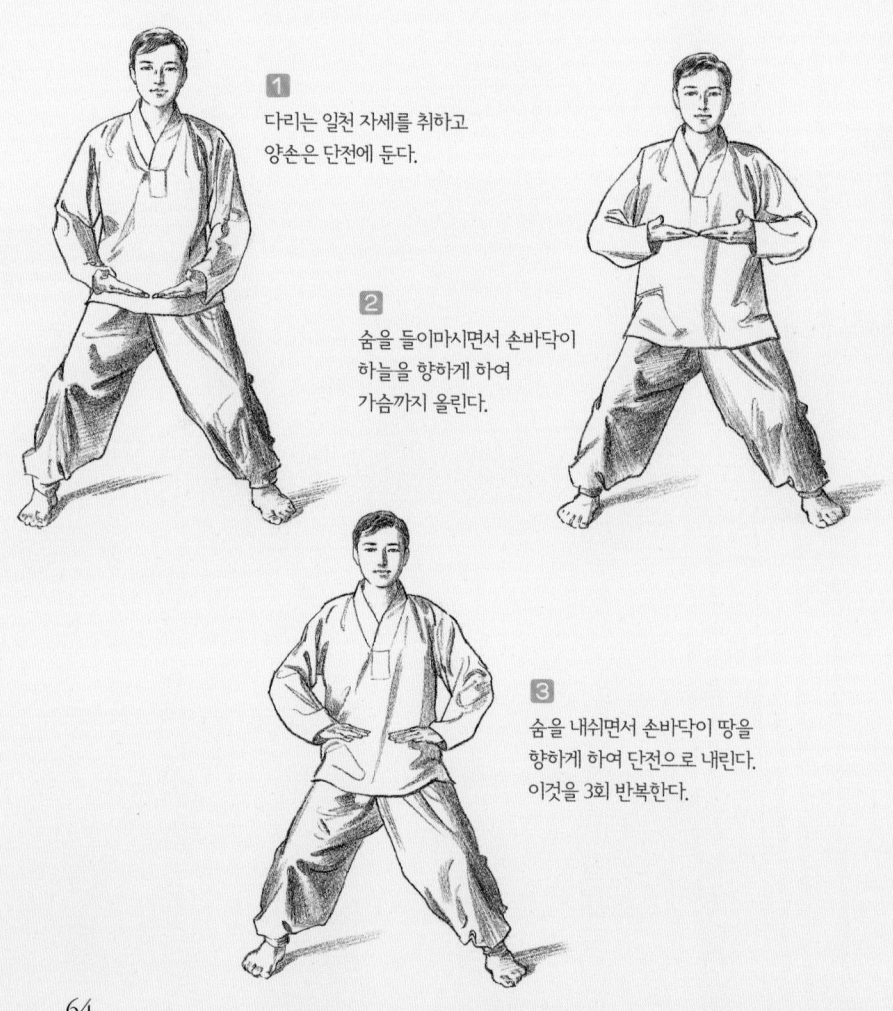

1 다리는 일천 자세를 취하고 양손은 단전에 둔다.

2 숨을 들이마시면서 손바닥이 하늘을 향하게 하여 가슴까지 올린다.

3 숨을 내쉬면서 손바닥이 땅을 향하게 하여 단전으로 내린다. 이것을 3회 반복한다.

내기 단련 수련에서 가장 중요한 것은 자세이다. 다리는 가능하면 완전히 11자가 되도록 하고 무릎을 굽힐 때는 엉덩이가 뒤로 빠지지 않도록 주의한다. 엉덩이가 뒤로 빠지면 하체의 힘이 빠져나가 수련의 효과를 얻기 어렵다. 또한 동작을 계속 반복하면서 시종일관 상허하실의 자세를 유지하는 것을 명심한다.

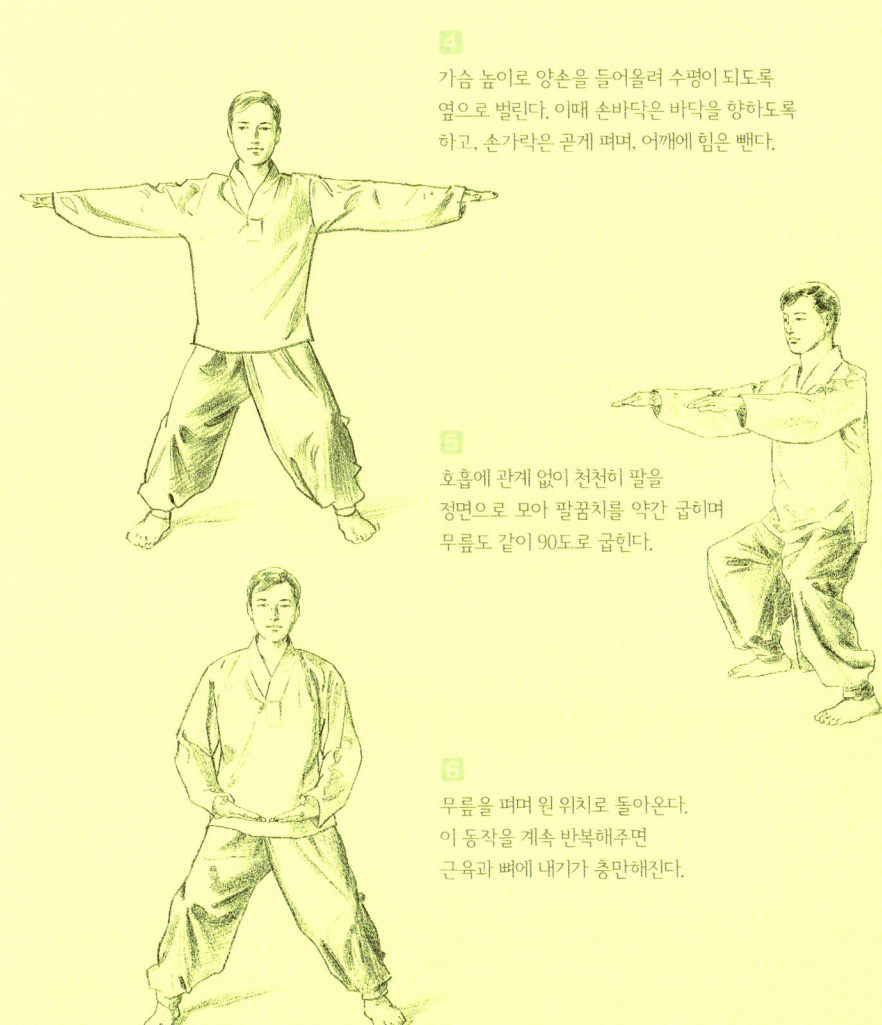

4
가슴 높이로 양손을 들어올려 수평이 되도록 옆으로 벌린다. 이때 손바닥은 바닥을 향하도록 하고, 손가락은 곧게 펴며, 어깨에 힘은 뺀다.

5
호흡에 관계 없이 천천히 팔을 정면으로 모아 팔꿈치를 약간 굽히며 무릎도 같이 90도로 굽힌다.

6
무릎을 펴며 원 위치로 돌아온다. 이 동작을 계속 반복해주면 근육과 뼈에 내기가 충만해진다.

국학기공을 할 때 유의할 점

이완

몸과 마음의 이완이 무엇보다도 중요하다. 처음부터 잘해야 한다는 지나친 부담감이나 욕심은 금물이다. 의욕에 찬 나머지 무리해서 수련을 하거나 성급히 결과를 기대하는 마음은 오히려 몸의 근육을 긴장시키고 수련에 역효과를 가져온다. 편안히 휴식하면서 내 몸을 이완하고 사랑한다는 마음으로 시작하되 어느 정도 가속도가 붙으면 그때 본격적인 단련에 들어간다.

열린 마음

선입견이나 자신의 관념을 버리고 열린 마음으로 수련에 임한다. 어린아이와 같이 순수한 심성으로 수련에 임할 때 기운을 더 잘 느낄 수 있고 운용할 수 있다. 수련 중에 집중을 못하고 잡념이 많은 것은 자신의 좁은 관념에 집착하여 생각이 많아진 때문이다. 수련하는 순간만이라도 집착을 다 놓아버리고 마음을 비우는 자세를 갖는다.

정성스러움

편안함 속에서도 진지함이 있어야 한다. 진지함은 곧 정성이다. 동작 하나 하나에 정성을 들이면 그것이 곧 의념이며 조심調心이다.

꾸준함

일단 수련을 시작했으면 한꺼번에 오랫동안 하는 것보다 단 5분씩이라도 날마다 꾸준히 하는 것이 좋다.

자연스러움

지나치게 형식에 얽매이지 않는다. 몸과 마음의 자연스러운 편안함을 찾는 것이 진정한 수련임을 명심한다. 편안함을 느낄 때 자기 몸 안에 기혈이 움직이는 것을 보고 느끼면서 즐길 수 있다. 이러한 과정에서 자신의 몸을 사랑하게 되고 진정으로 자신이 살아 있음을 느끼게 된다.

느리고 부드럽게

국학기공은 다른 기공과 달리 유난히 곡선적이고 정적이며 부드러운 동작이 많다. 이러한 동작을 할 때는 천천히 동작에 마음을 집중하며 하는 것이 요령이다. 급하고 빠르게 하면 기운이 충만해지는 것이 아니라 오히려 산소 부족으로 젖산이 생겨 몸이 피로해진다.

주의사항

- 기공을 할 때 진동이 심하게 일어나면 자제한다. 진동은 의식적으로 멈출 수 있다. 눈을 감고 수련을 하던 중에 진동이 일어나면 눈을 뜨고 심호흡을 크게 하면서 서서히 의식을 단전으로 옮겨간다. 진동을 심하게 하면 기운이 소진될 우려가 있다.
- 과식, 허기진 상태에서 수련하지 않는다.
- 꽉 끼는 의복을 착용하거나 허리띠를 너무 조이지 않도록 한다.
- 한꺼번에 많이 수련하거나 지나치게 힘을 쓰는 것은 삼간다. 경락 유통이 제대로 되지 않은 초보 단계에서 너무 욕심을 내어 장시간 수련하면 몸이 기운을 감당치 못해 부작용이 생길 수 있다.
- 수련 중에 발생하는 특이한 기적 체험이나 영적 체험에 의연하게 대처한다. 두려워하거나 반대로 또 너무 그것을 좇아 수련을 하는 것도 좋지 않다. 그냥 하나의 현상으로 바라보고 다음 단계의 수련으로 넘어간다.

진동
에너지가 정체되어 막혔던 혈이 처음 열릴 때 몸이 강렬하게 떨리는 경우가 있다. 기공을 하면서 새로운 에너지가 밀려들어와 막혀 있던 경락을 뚫어주면서 일어나는 현상이다. 마치 호스가 연결된 수도에 갑자기 물을 틀었을 경우 수압 때문에 호스가 격렬하게 떨리는 것에 비유할 수 있다. 그러나 진동을 너무 많이 하면 기운이 소진되므로 지나치게 오랫동안 진동을 하는 것은 삼가야 하며 의식적으로 자제하는 것이 가능하다.

몸의 정기를 바로 세우면 물욕이 일어나지 아니하고
마음이 밝게 가라앉으면 하늘의 이치가 저절로 밝아지나니
태양 아래 거울을 걸어 놓음과 같아서
그늘지고 어두운 곳을 밝게 비친다.

– 참전계경 제8조 '숙정熟靜' 중에서

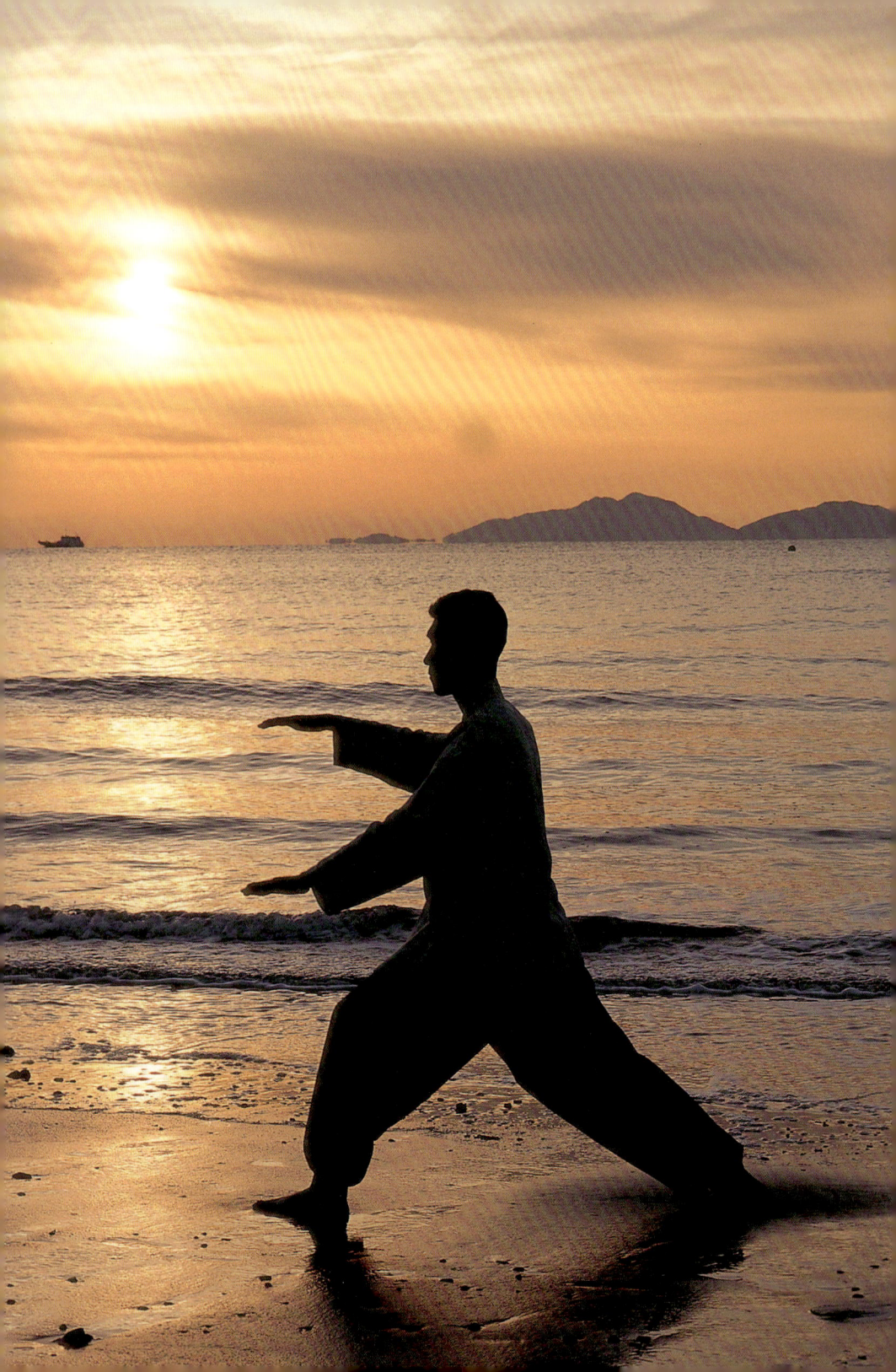

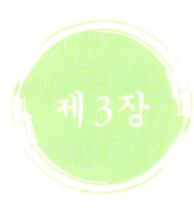

제3장

국학기공의 실제 1
단공
丹功

정성이 지극하면
능히 이루지 못할 것이 없고
마음이 한결같으면
능히 뚫지 못할 것이 없다
정성스레 익히고 단련하면
하늘로 통하는 문이 열리고
땅과 통하는 길을 열게 된다

움직임 속에 빛나는 고요함

지감 수련이 깊어지면 몸에 기가 강하게 흐르면서 무예 동작처럼 힘있는 동작이 나오는데 이를 단공이라 한다. 자유 단공은 정해진 동작의 틀이 없고 사람에 따라 동작이 다르게 나타난다.

그러나 자유 단공 속에도 기의 흐름에 따라 어떤 일정한 형식이 나타난다. 그 유형을 기공 수련의 원리에 따라 구성한 것이 단공의 다섯 단계이다. 처음에는 기본형부터 시작하여 점차 수련 정도에 맞게 축기형, 대맥형, 임독맥형, 소주천형을 수련한다.

단공 기본형에서 팔과 다리를 강하게 뻗어주는 동작들은 비뚤어진 골격과 근육을 바로 맞추어주며, 이후에 이루어지는 다른 기공 수련을 위한 기초 체력을 만들어준다. 기본형에서 기본 자세 틀이 잡히면 축기형을 통해 기운을 강하게 길러나간다. 축기가 충분히 이루어지면 고급 단계인 운기수련으로 들어간다. 대맥형과 임독맥형을 통해 기운이 유통되고 나면 소주천형으로 넘어간다. 이 책에서는 초중급 수련자들이 따라 익힐 수 있는 기본형과 축기형을 소개하겠다.

  단공은 강함과 부드러움을 동시에 지닌 무예로 부드러움 속에 압축된 힘을 느낄 수 있다. 강하게 힘을 쓰는 동작에도 순간적으로 힘을 빼는 동작이 포함되어 있는데 그 순간에 기가 발산되면서 강한 힘이 분출된다.

  단공의 매력 중 하나는 수련을 오래 해도 잘 지치지 않는다는 점이다. 무작정 힘을 쓰는 것이 아니라 기운의 흐름을 타고 움직이기 때문에 수련을 하는 동안 계속해서 단전에 기운이 축적된다.

  태극권이나 택견처럼 유연한 동작 속에 강한 힘을 숨긴 경우를 제외하면 대부분의 무술 동작은 무척 빠르고 격렬한 격투 기술의 연속으로 이루어진다. 단공은 격파나 파괴를 주목적으로 하는 것이 아니라 기운의 흐름에 순응하여 기운을 조절하고 활용함으로써 기운의 실체인 마음을 터득하는 것이 목적이다. 즉, 상대방을 제압하거나 공격하기 위한 도구가 아니라 자기 스스로를 다스리는 심법心法을 터득하기 위한 심공心功 수련이다.

  단공은 기를 알고 터득한 상태에서 해야 그 진면목에 다다를 수 있다. 기를 모르면 단지 동작을 흉내내는 것에 불과하다. 호흡과 동작과 의식을 일치시켜 단공을 하고 나면 장심과 용천, 단전이 후끈후끈해지고 온몸이 땀으로 흥건해짐을 느낄 수 있다.

  단공을 하는 동안 힘의 조절이 중요하다. 무작정 힘을 쓰면서 하는 것도 옳지 않지만 힘을 빼고 너무 부드럽게 해도 기가 생기지 않는다. 단공을 하고 난 뒤에 몸에 힘이 빠지는 느낌이 든다면 수련을 잘못한 것이다. 30퍼센트는 힘을 쓰고 나머지 70퍼센트는 축기한다는 마음으로 동작을 취하면 무난하다. 본격적인 단공에 들어가기 전에 이 책의 2장에서 소개한 기본 자세를 충분히 익히는 것이 좋다.

단공 기본형

　단공 기본형은 단공에서 가장 자주 쓰이고 기본이 되는 동작과 손 모양, 보법步法, 운기법 등을 모아 구성한 것이다.
　기본형을 반복하다보면 수련 중에 더 깊은 집중력을 유도할 수 있고 기를 쉽게 느낄 수 있으며 그 과정에서 자연스러운 운기가 이루어진다. 정확한 기본형을 익혀두면 자유 단공을 할 때도 무궁무진한 창조를 이루는 기초가 된다. 또한 기본형이 몸에 완전히 익을 때까지 정확한 자세로 수련하다 보면 근골이 바로잡히고 몸에 힘이 붙는다.
　이제 막 단공을 시작하는 초보자의 경우 몸에 힘을 잔뜩 넣거나 호흡이 불안정하면 단전의 기운이 역상해 얼굴이 붉어지고 호흡도 가빠진다. 따라서 동작을 완벽하게 하려는 욕심을 버리고 우선 몸의 긴장을 풀고 편안한 상태에서 기운을 타고 움직이는 연습부터 해야 한다. 그러면 비로소 단공 한 동작 한 동작 속에서 동중정動中靜의 경지를 느끼게 된다.

1. 주먹 쥐기

1 다리는 일시 자세를 취한다. 상체는 편안히 이완시키고, 하체는 발바닥 전체로 몸을 밀어 올려 지탱하는 기분으로 힘을 준다. 숨을 들이마시면서 양손 주먹을 가볍게 쥐고, 숨을 내쉬면서 주먹을 펴기를 세 번 반복하면서 기운을 모은다.

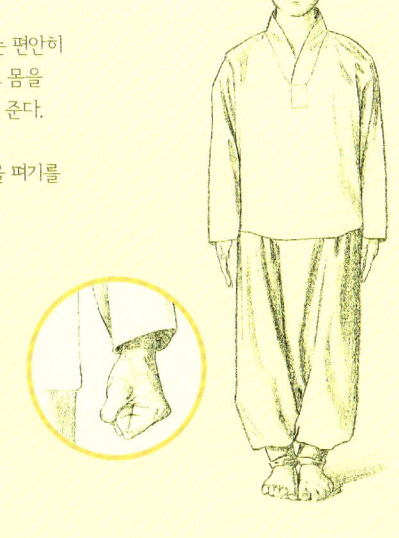

2. 기세 起勢

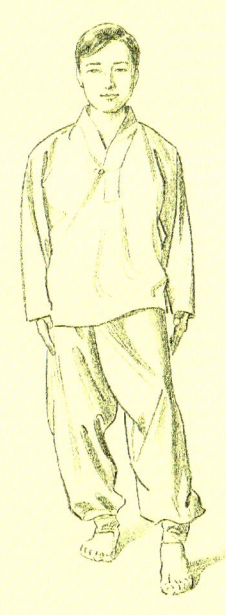

2 왼발을 앞으로 내밀어 반원을 그리면서 어깨너비만큼 벌린다. 이때 무릎을 굽힌 자세를 그대로 유지하며 발의 너비를 변화시킨다.

포인트
몸의 중심이 앞이나 뒤로 치우쳐 무릎과 허리에 무리가 가지 않도록 한다. 단공 수련 중 모든 자세를 취할 때 아랫배를 살짝 당긴 채 중심은 하단전에 두고 힘의 뿌리는 발바닥에 둔다.

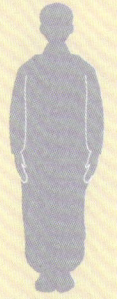
일시 자세

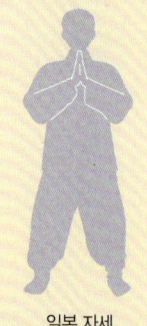
일본 자세

단공 기본형의 보법은 주로 기본 동작 여섯 가지에 있는 일시·일본 자세의 보법을 숙련하는 동작으로 이루어져 있다.

③ 양팔을 어깨높이로 올리며 숨을 들이마신다.

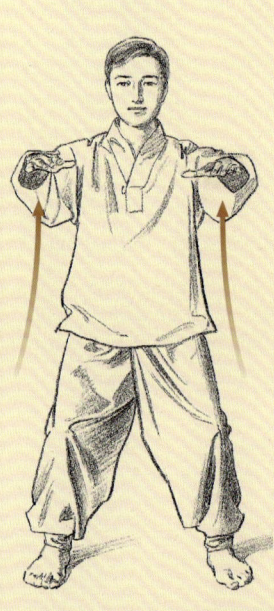

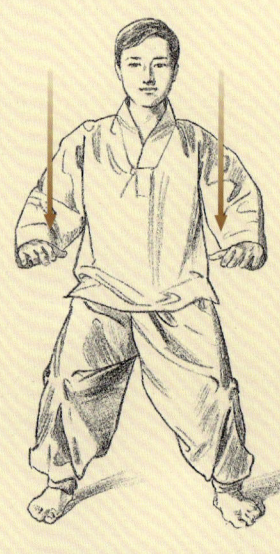

④ 팔을 아래로 내리면서 숨을 내쉰다. 초보자는 숨과 함께 팔을 오르내리며 무릎도 같이 위·아래로 움직여도 되지만 하체에 힘이 생기면 기마 자세를 하고 하체는 움직이지 않도록 한다.

🟣 포인트

- 기세는 우리 몸 안에 있는 내기를 일으키고 기운을 열어주는 자세이다. 이 동작을 통해 단공을 하기에 적절한 호흡과 에너지 상태를 만든다. 기세 동작은 몸의 상하로 뻗은 경락의 흐름을 촉진시킨다.
- 단공에서의 호흡법은 기세와 마지막 호흡세를 제외하고 숨의 30퍼센트를 남기고 내쉬는 호흡법이다. 그러나 기세를 할 때는 호흡을 가다듬고 마지막 숨에서 80퍼센트만을 내쉬고 20퍼센트는 아랫배로 지그시 잡아준다.

3. 정면 밀기

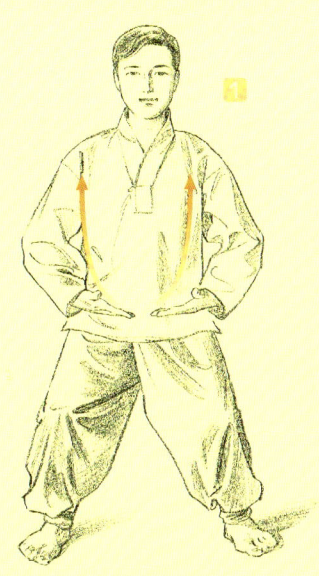

숨을 들이마시며 손바닥이 위로 가게
돌리면서 양손을 겨드랑이까지 올린다.

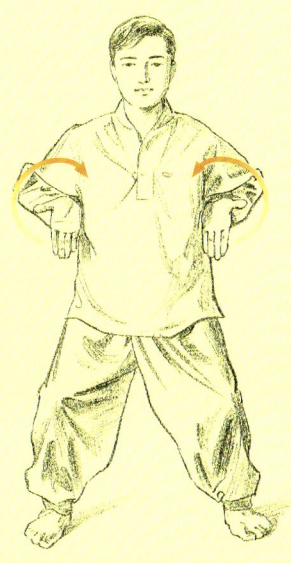

포인트
- 손을 올리면서 단전에서부터 축기된 기운을 독맥을 따라 함께 올린다.
- 정면 밀기를 비롯한 모든 장장(손바닥을 정면으로 미는 상태)을 쓰는 동작은 마치 태산을 밀어옮기는 듯이 지그시 힘을 주면서 한다.

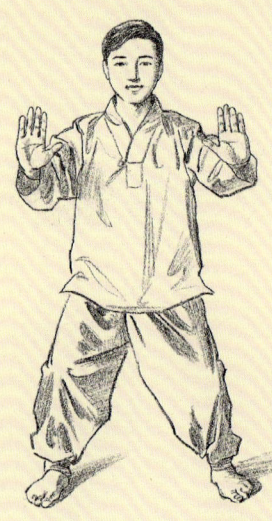

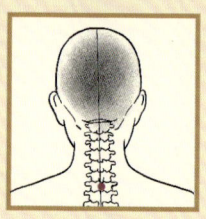

3
숨을 내쉬며 양손바닥을 정면을 향해 밀어준다. 이때 아랫배를 당긴다.

대추혈 : 7번 경추와 1번 흉추 사이에 위치. 목을 숙일 때 가장 많이 튀어 나오는 뼈가 7번 경추이며 바로 밑의 뼈가 1번 흉추다.

● **포인트**
손을 앞으로 밀 때 대추혈에서부터 양팔로 기운이 뻗어 장심까지 미치도록 한다. 그리고 장심에 실린 기운으로 태산을 밀 듯 지긋이 앞으로 밀어준다.

4. 가슴 열기

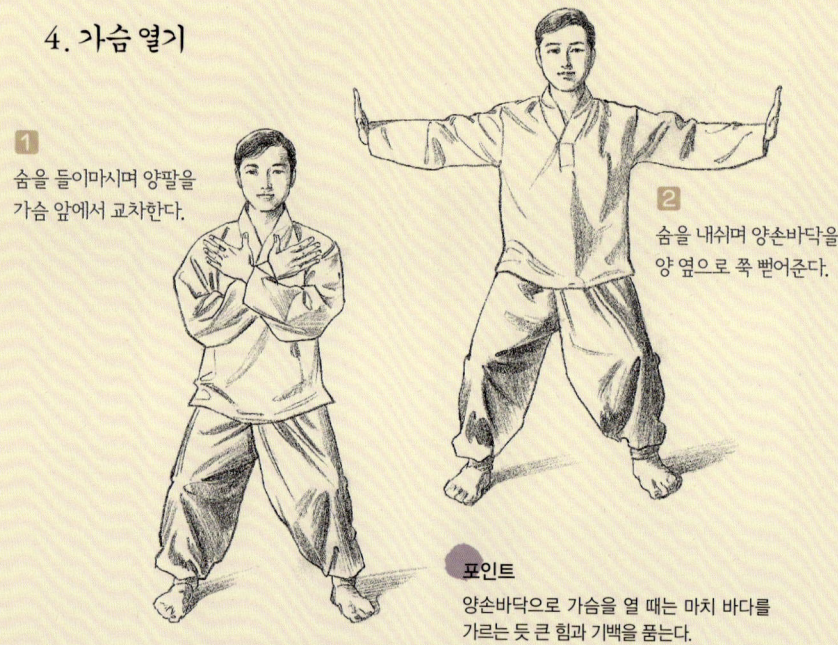

1
숨을 들이마시며 양팔을 가슴 앞에서 교차한다.

2
숨을 내쉬며 양손바닥을 양 옆으로 쭉 뻗어준다.

● **포인트**
양손바닥으로 가슴을 열 때는 마치 바다를 가르는 듯 큰 힘과 기백을 품는다.

5. 왼쪽·오른쪽으로 틀어 밀기

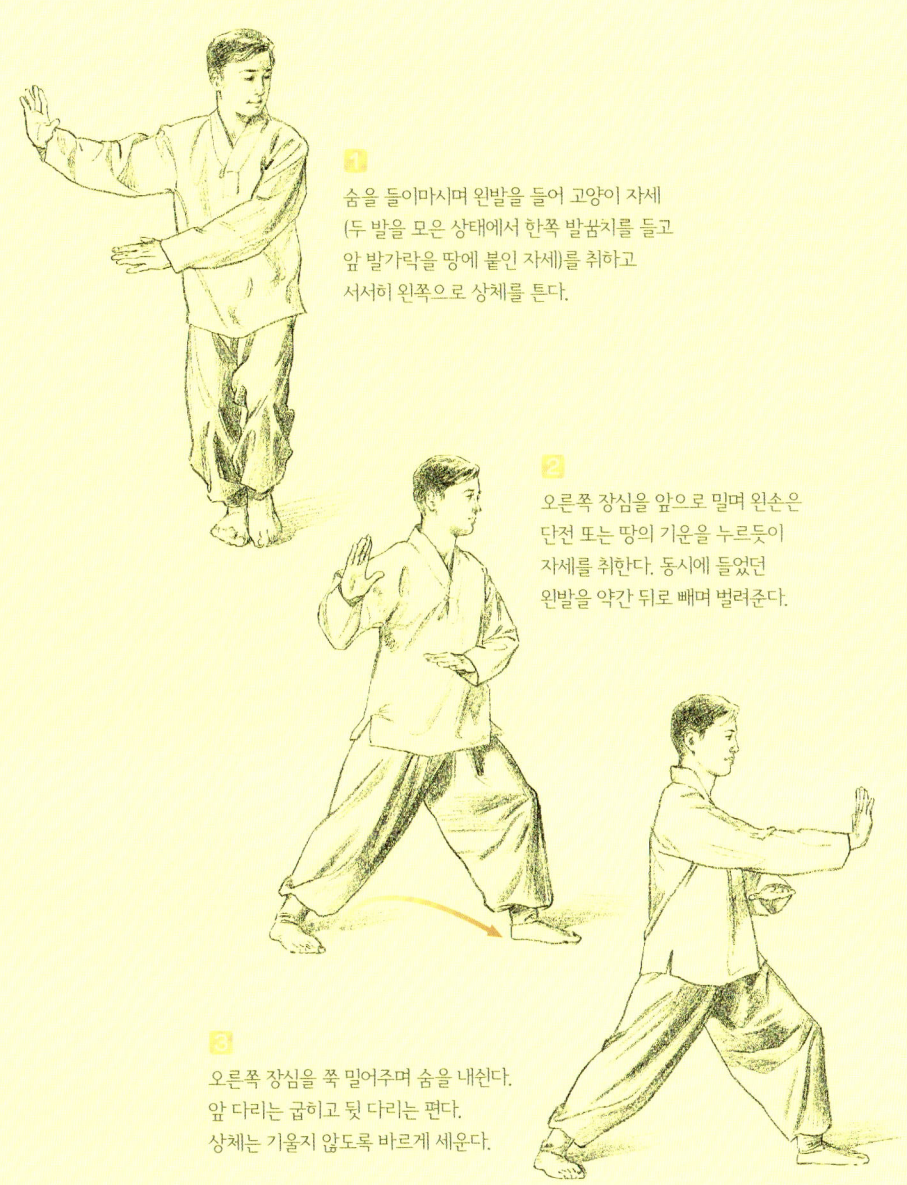

1. 숨을 들이마시며 왼발을 들어 고양이 자세
(두 발을 모은 상태에서 한쪽 발꿈치를 들고
앞 발가락을 땅에 붙인 자세)를 취하고
서서히 왼쪽으로 상체를 튼다.

2. 오른쪽 장심을 앞으로 밀며 왼손은
단전 또는 땅의 기운을 누르듯이
자세를 취한다. 동시에 들었던
왼발을 약간 뒤로 빼며 벌려준다.

3. 오른쪽 장심을 쭉 밀어주며 숨을 내쉰다.
앞 다리는 굽히고 뒷 다리는 편다.
상체는 기울지 않도록 바르게 세운다.

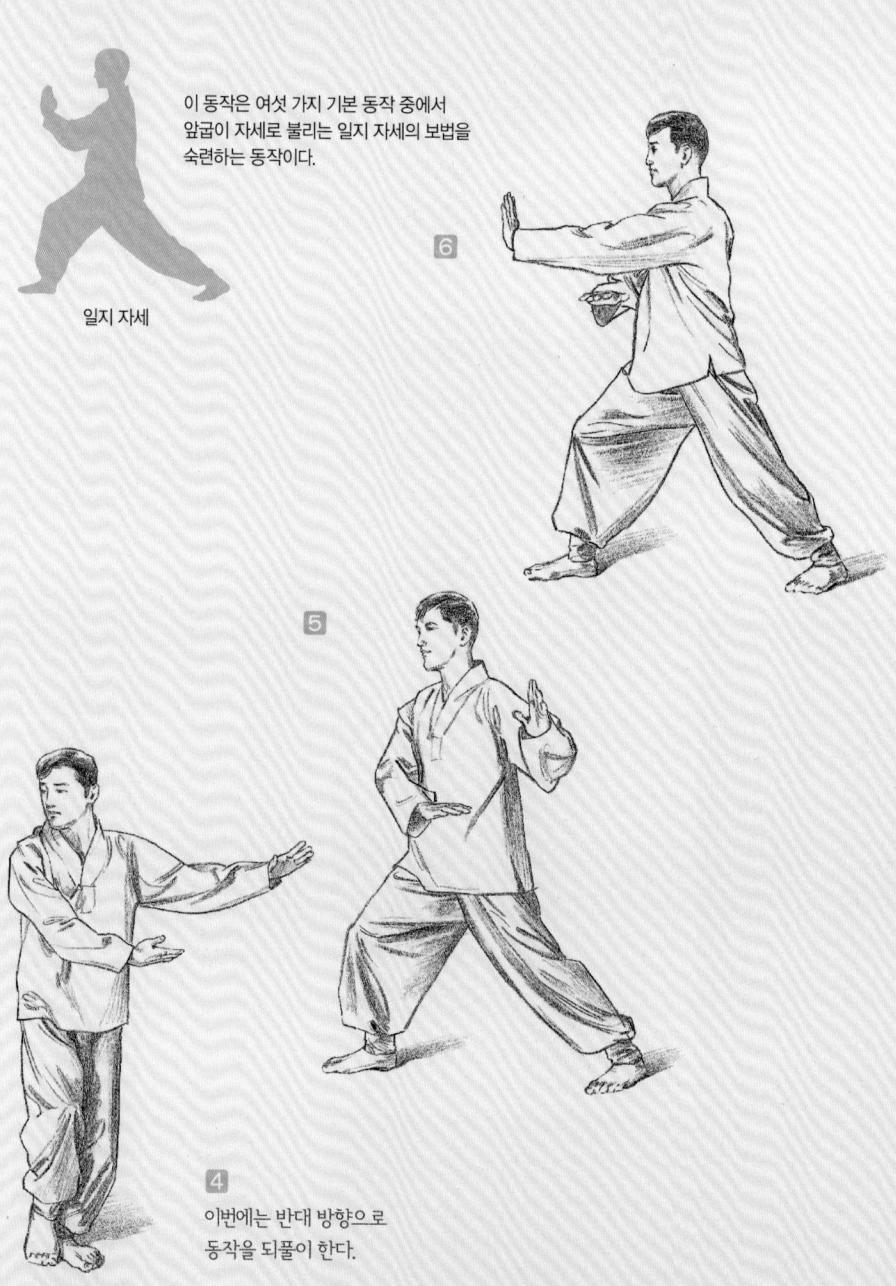

이 동작은 여섯 가지 기본 동작 중에서 앞굽이 자세로 불리는 일지 자세의 보법을 숙련하는 동작이다.

일지 자세

4 이번에는 반대 방향으로 동작을 되풀이 한다.

6. 한 손으로 밀기

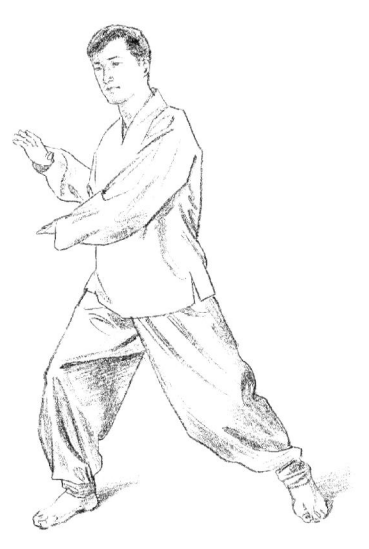

앞의 동작을 연결하여 몸을 정면으로 틀면서
오른쪽 장심을 앞으로 밀어준다.
시선은 손이 가는 방향을 따라 같이 움직인다.

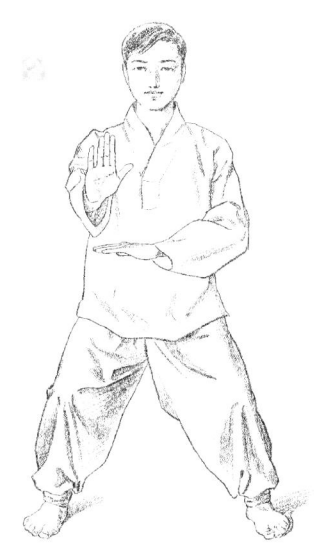

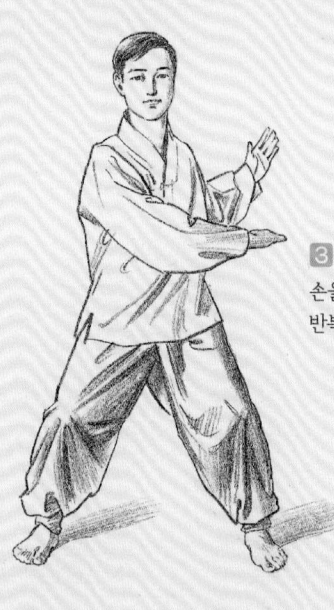

❸ 손을 바꾸어 앞의 동작을 반복한다.

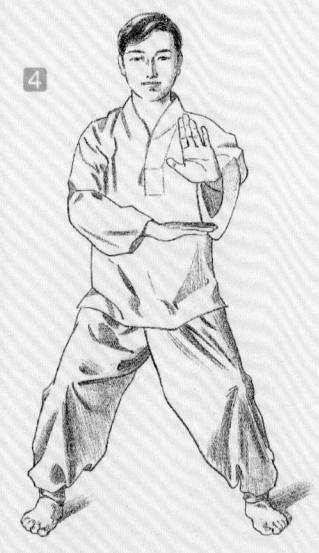

❹

7. 손날 막기

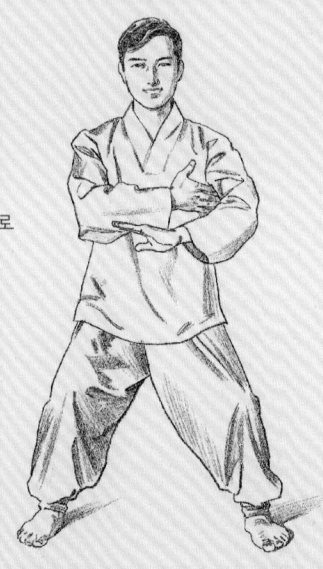

❶ 팔을 교차하면서 오른쪽 손바닥을 뒤집어 하늘로 향하게 하면서 오른쪽으로 돌려막는다.
왼쪽 손바닥은 단전 또는 땅의 기운을 누르는 자세를 취한다.

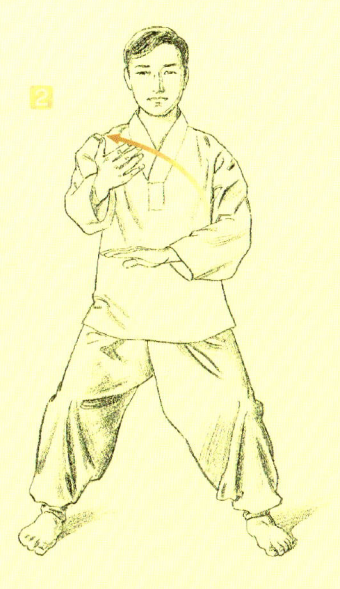

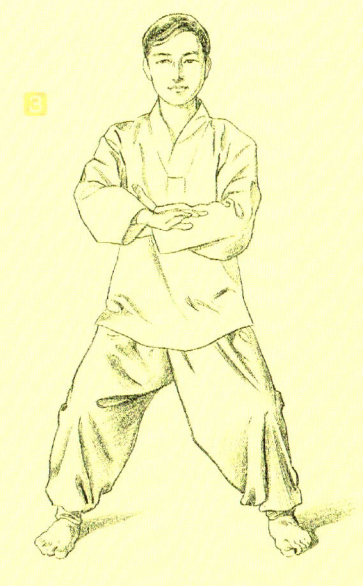

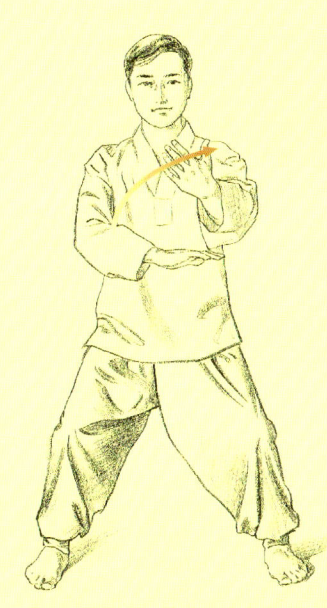

4
다시 팔을 교차하면서 이번에는
왼쪽 손바닥을 뒤집어 손바닥이 하늘로
향하게 하면서 왼쪽으로 돌려막는다.
오른손은 땅의 기운을 누르듯이 단전 앞에 가져온다.

8. 일인一人 자세

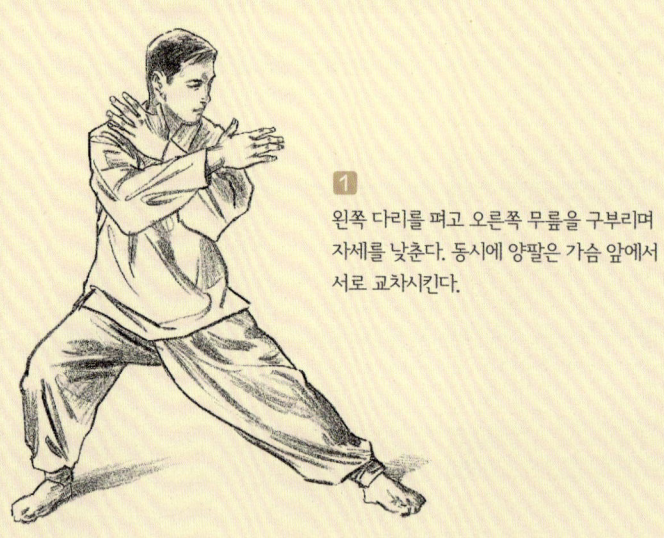

1 왼쪽 다리를 펴고 오른쪽 무릎을 구부리며 자세를 낮춘다. 동시에 양팔은 가슴 앞에서 서로 교차시킨다.

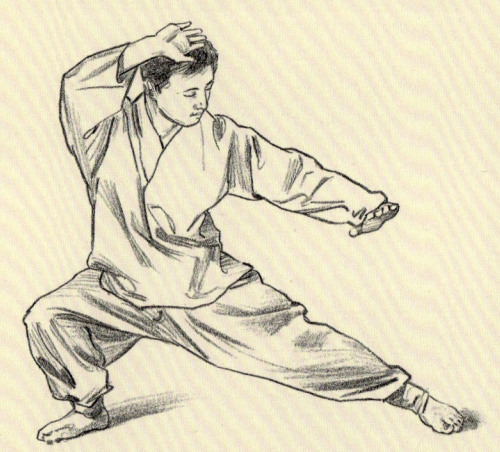

2 왼팔은 왼쪽 다리를 따라 하단으로 뻗어주되 손목은 꺾어준다. 오른손은 상단을 막는 듯한 자세를 취한다. 시선은 왼쪽을 바라본다.

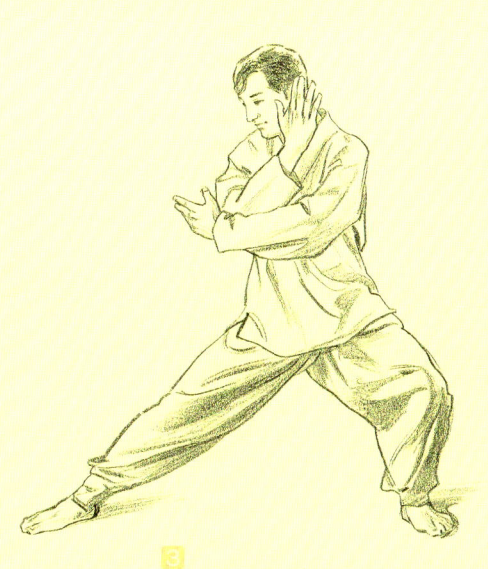

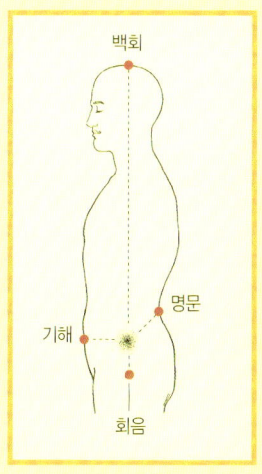

백회혈과 회음혈

③ 다시 몸의 무게 중심을 왼쪽 다리로 이동시키며 동시에 양팔을 가슴 앞에서 교차한다.

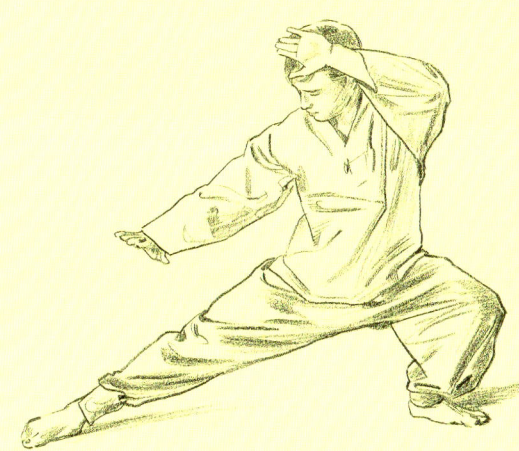

④ 앞과 같은 요령으로 왼쪽 무릎은 굽히고 오른쪽 다리는 편다. 이때 오른손은 아래쪽으로 뻗고 왼손은 상단을 막는다.

🔸 **포인트**
상체가 앞이나 뒤로 기울지 않도록 회음부까지 잇는 선이 땅과 수직으로 서야 한다.

9. 가슴 열기

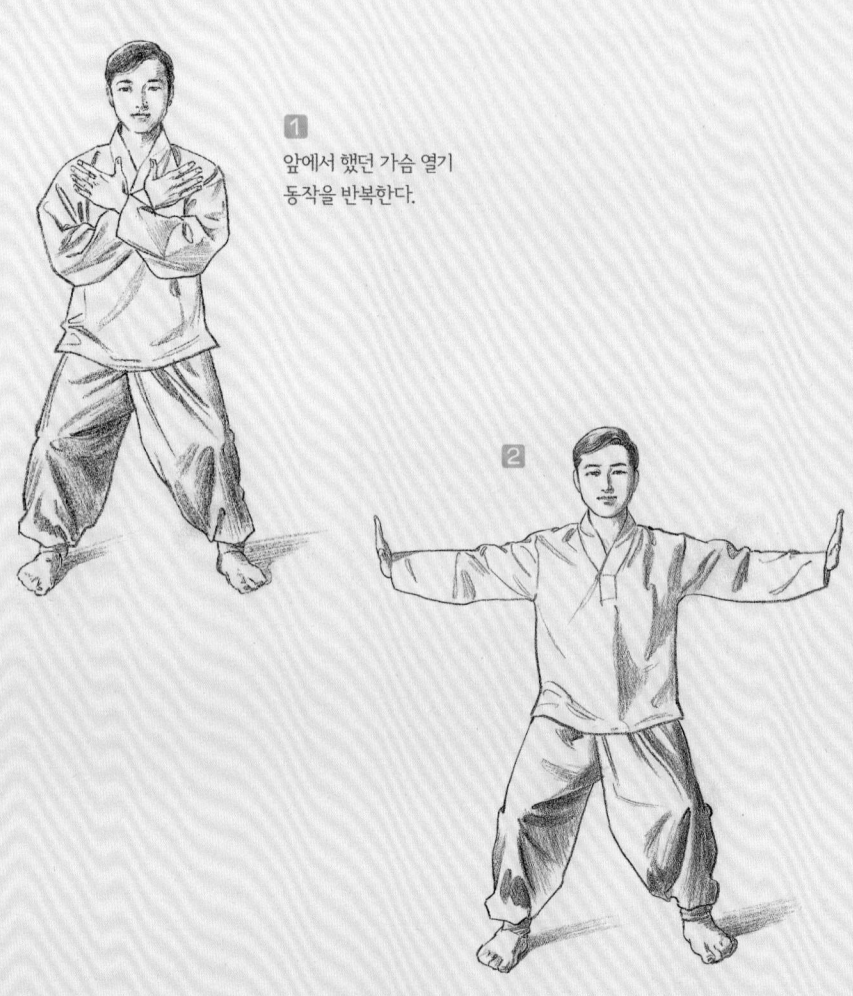

1 앞에서 했던 가슴 열기 동작을 반복한다.

10. 아문혈 열기

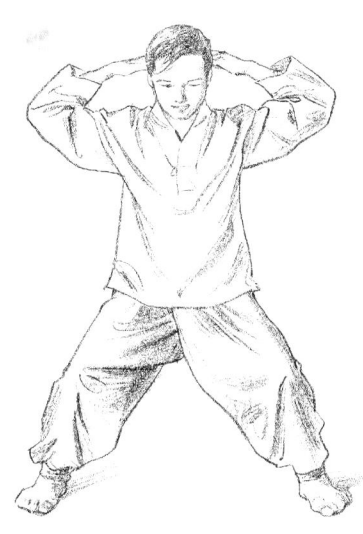

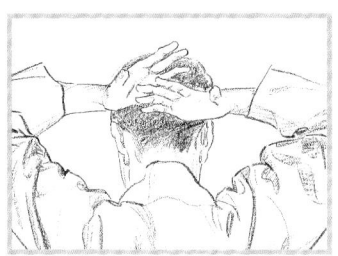

숨을 들이마시며 양손을 머리 뒤로
올려 아문혈에서 교차한다.

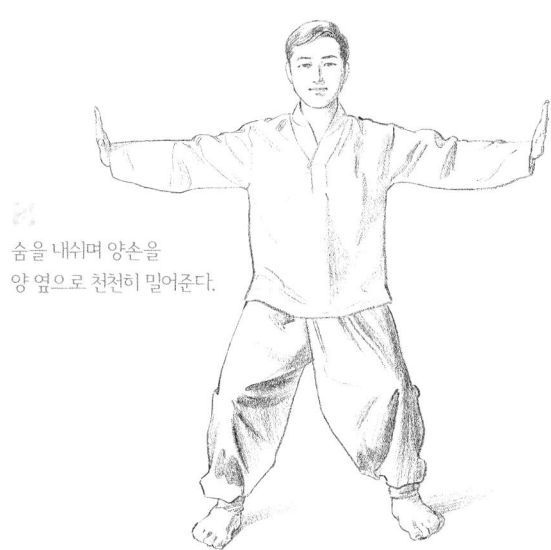

숨을 내쉬며 양손을
양 옆으로 천천히 밀어준다.

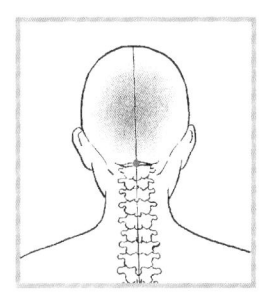

아문혈 : 제 1경추와 제 2경추 사이
에 있다. 목과 머리의 정중앙선, 목
과 머리가 만나는 오목한 곳에 위치
한다.

11. 허리 숙이고 양팔 비틀기

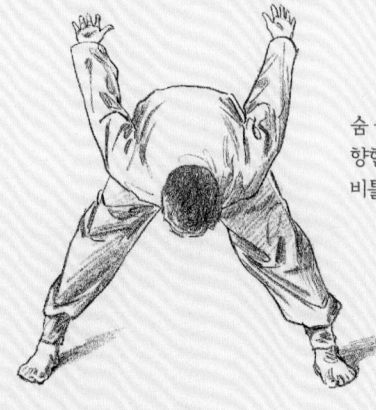

숨 들이마시고 허리를 숙여 시선은 아래를 향한다. 양손바닥이 하늘을 향하게 비틀어 올리며 숨을 내쉰다.

12. 하늘 떠받치기

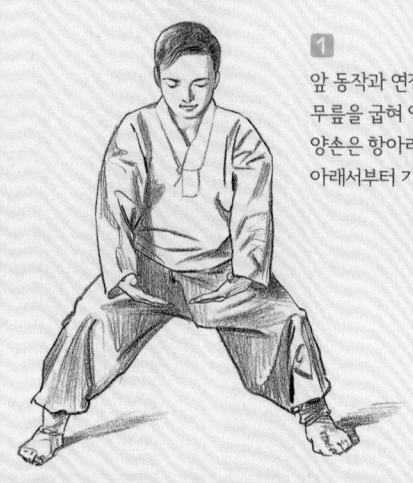

1 앞 동작과 연결해서 상체를 세우는데 무릎을 굽혀 엉덩이와 허리를 낮추고, 양손은 항아리를 껴안듯이 아래서부터 기운을 끌어올린다.

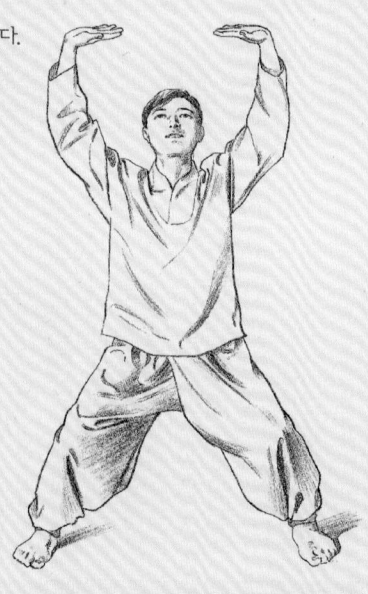

2 무릎을 천천히 펴올리며 양손도 동시에 하늘을 떠받치듯 위로 밀고 머리 위에서 '얍'하고 기합을 넣는다.

13. 기운 내리기

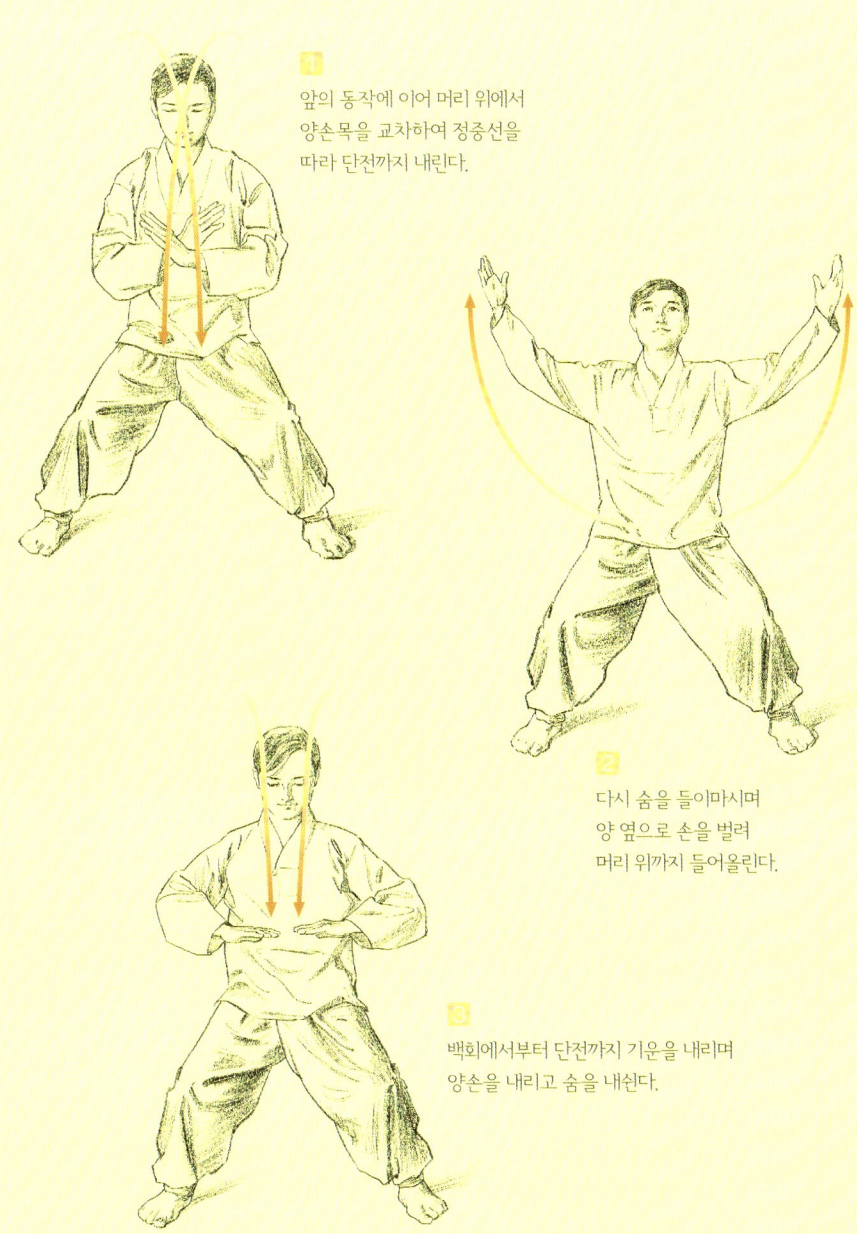

1 앞의 동작에 이어 머리 위에서 양손목을 교차하여 정중선을 따라 단전까지 내린다.

2 다시 숨을 들이마시며 양 옆으로 손을 벌려 머리 위까지 들어올린다.

3 백회에서부터 단전까지 기운을 내리며 양손을 내리고 숨을 내쉰다.

14. 다리 모으고 손뼉치기

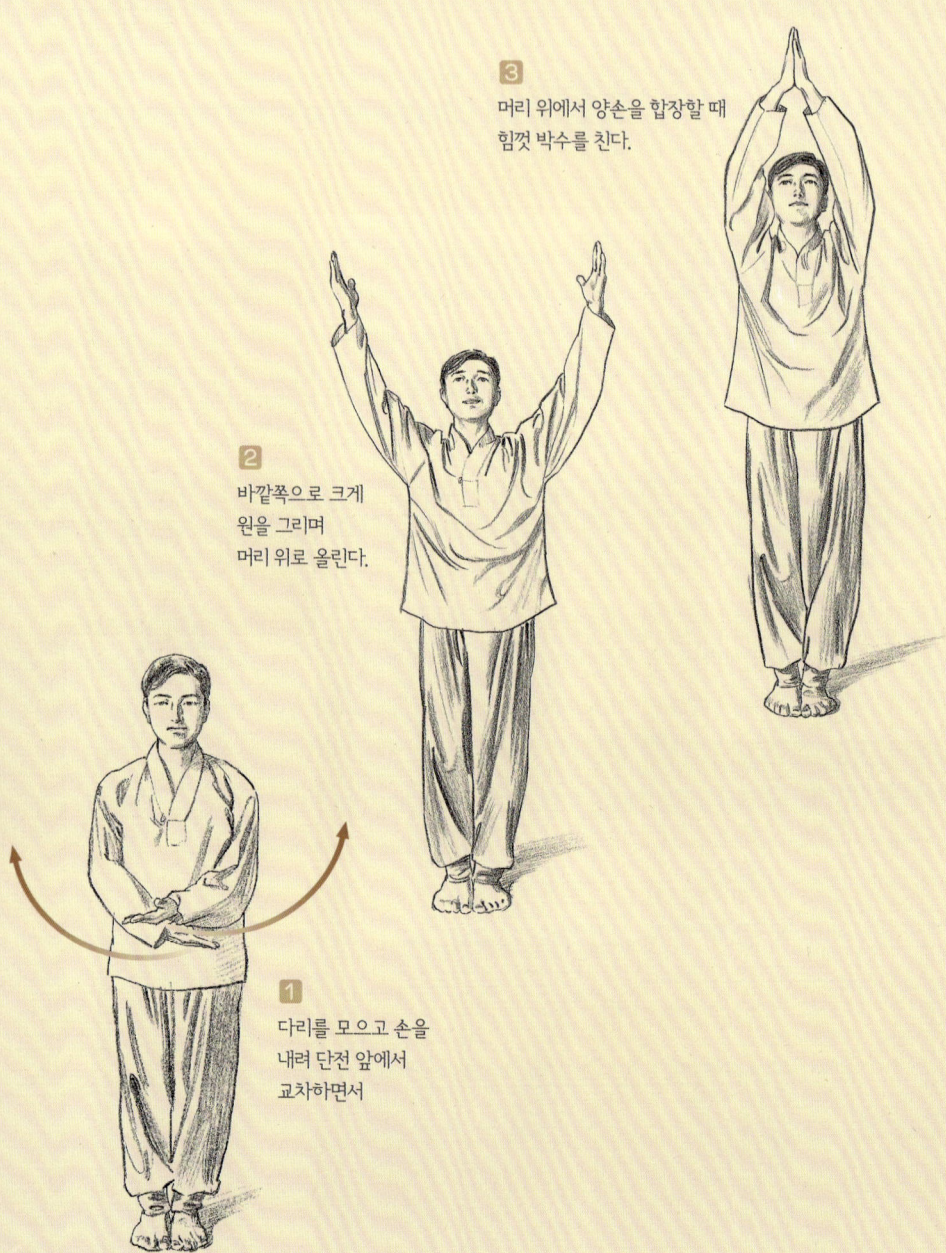

3 머리 위에서 양손을 합장할 때 힘껏 박수를 친다.

2 바깥쪽으로 크게 원을 그리며 머리 위로 올린다.

1 다리를 모으고 손을 내려 단전 앞에서 교차하면서

15. 마무리 숨쉬기

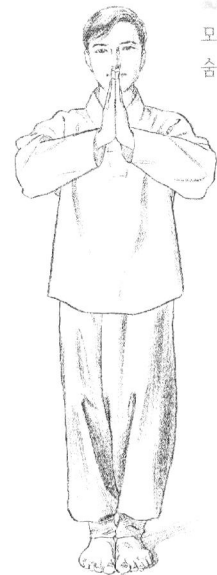

모은 손을 가슴 앞으로 내려
숨을 들이쉬고 멈춘다.

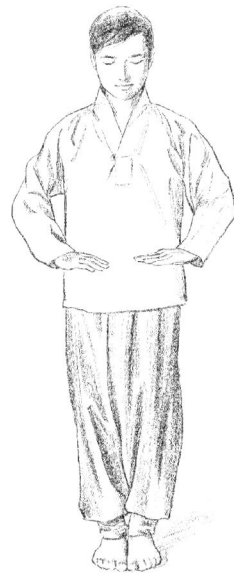

양손바닥이 땅을 향하게 하여 땅을
지그시 눌러주는 기분으로 아랫배
(하단전)까지 손을 내려준다. 이때
숨은 80퍼센트 정도를 내쉰다.

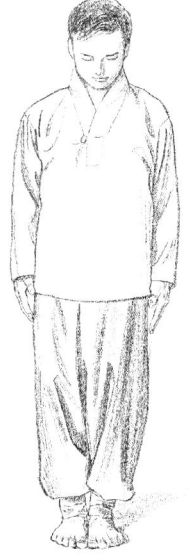

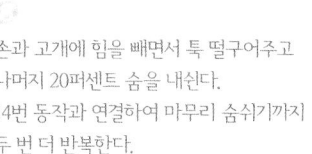

손과 고개에 힘을 빼면서 툭 떨구어주고
나머지 20퍼센트 숨을 내쉰다.
14번 동작과 연결하여 마무리 숨쉬기까지
두 번 더 반복한다.

단공 축기형

단공 축기형을 단련하면 마치 고무풍선처럼 몸 안에 기운이 팽팽하게 가득차면서 온몸에 활력과 생동감이 넘친다. 그런 상태에 있을 때 우리 몸은 적당한 긴장감 속에서 민첩하고 순발력 있게 움직이고 집중력과 주의력이 깊어진다.

단공 축기형은 축기를 목적으로 하는 수련이다. 축기형은 다른 수련에 비해 상체의 움직임은 부드럽지만 하체는 견고함을 유지해야 한다. 이것을 상허하실이라 하는데, 단공 축기형을 할 때는 항상 이 점을 유념해야 한다.

축기형에서 다리의 간격과 무릎을 굽히는 각도는 각자의 수련 정도에 따라 달리 한다. 수련이 숙달될수록 양다리 간격과 무릎의 각도를 더 크게 하여 유연성과 힘, 안정감을 키우는 데 힘쓴다.

기공 수련의 진보는 얼마나 꾸준히 행하느냐에 달려있다. 정확한 원리와 방법을 통해 끊임없이 단련하면 소기의 목적을 이룰 수 있을 것이다.

기운 살리기

본격적인 축기형 동작에 앞서 손에서부터 팔, 가슴, 목, 다리 등 전신의 기운을 살려주는 기초 운기 동작이다. 주먹 쥐기와 기세 동작은 단공 기본형과 같은 요령으로 한다.

1. 주먹 쥐기

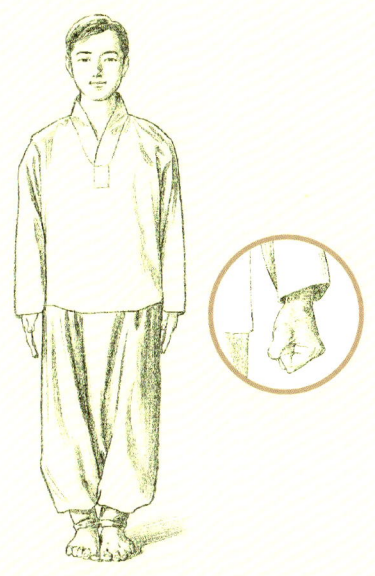

1
일시 자세에서 숨을 들이마시면서 주먹 쥐고,
숨을 내쉬며 주먹 펴기를 3회 반복하면서
손에서부터 기를 살린다.
백회, 용천을 열어 하늘과 땅의 기운을 몸에 연결한다.
마음을 안정시키고 기운의 중심을 단전에 잡는다.

2. 기세

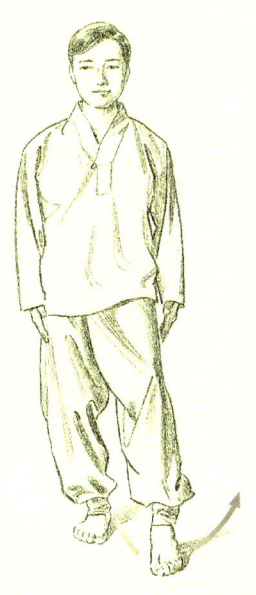

2
왼발을 내밀어 반원을 그리면서
어깨너비로 다리를 벌리고 서서
시선은 먼 하늘을 바라본다.

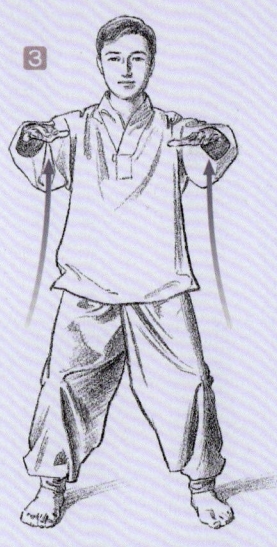 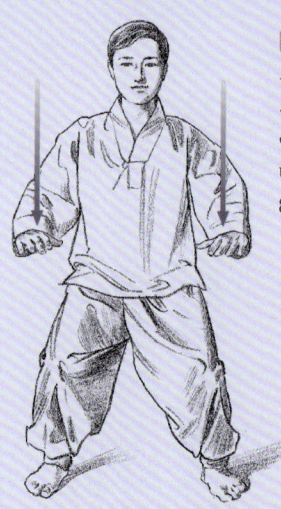

숨을 들이마시며 팔을 올리고, 숨을 내쉬며 팔을 내린다. 이 동작을 3회 반복한다. 마지막에는 숨을 다 내쉬지 않고 80퍼센트만 내쉰다.

3. 한손(오른손·왼손) 하늘 밀기

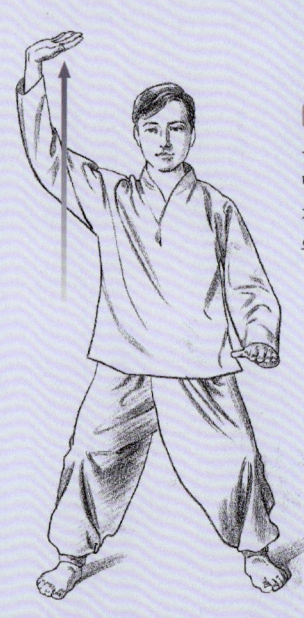

숨을 들이마시고 오른손은 하늘을 밀어주고 왼손은 땅을 밀면서 단전에 지그시 힘을 준다. 이때 양팔은 완전히 펴지 않고 자연스럽게 팔꿈치를 약간 굽혀 80퍼센트 정도의 힘만 쓴다. 왼손은 하단전 높이에서 멈춘다.

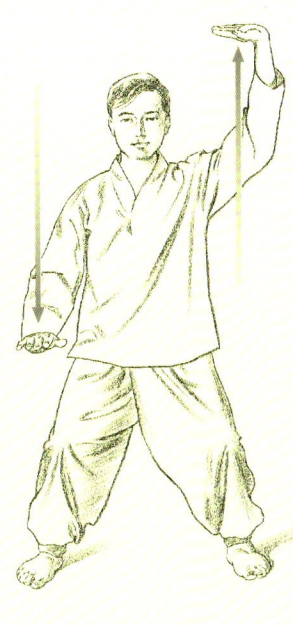

숨을 내쉬면서 올렸던 손을 내린다.
다시 숨을 들이마시며
왼손을 올려 하늘을 밀어주고
오른손은 땅을 밀어준다.
역시 80퍼센트 정도의 힘만 쓴다.

4. 양손 하늘 밀기

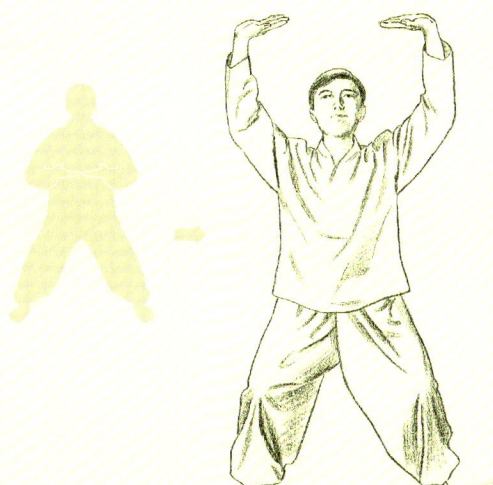

숨을 들이마시고 양손을 들어올려 하늘을
밀어준다. 이때 80퍼센트 정도의 힘만 쓴다.
엉덩이가 뒤로 빠지지 않도록 주의하고
손바닥은 가볍게 펴서 기운을 살린다.

● 포인트
팔을 위로 올리는 동작에서 기운이 상기되지
않도록 한다. 팔을 올리되 지나치게 힘을 주지
않으며 마음의 중심은 단전에 두는 것이 요령.

5. 가슴 열기

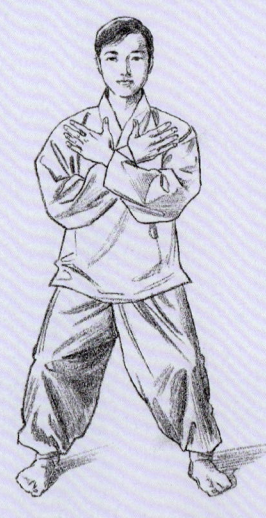

1 앞의 동작과 연결하여 숨을 내쉬며 손을 가슴으로 내리고 다시 숨을 들이마시며 가슴에서 양손을 교차시킨다.

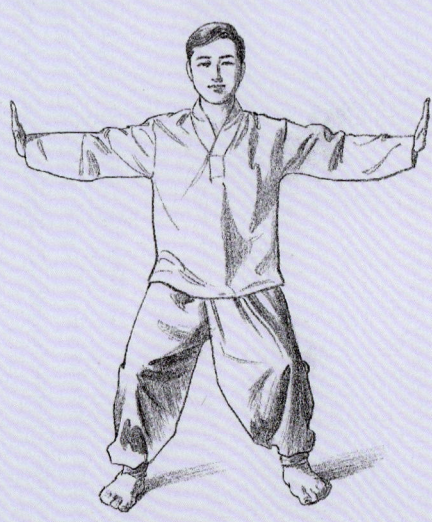

2 숨을 내쉬며 옆으로 팔을 편다. 힘의 70퍼센트 정도만 쓰면서 몸에 기운이 은근하게 배이도록 한다.

6. 아문혈 열기

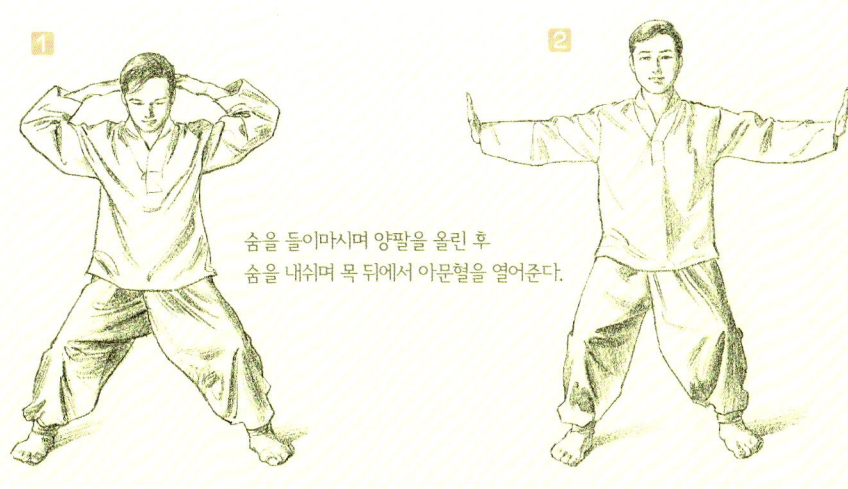

숨을 들이마시며 양팔을 올린 후
숨을 내쉬며 목 뒤에서 아문혈을 열어준다.

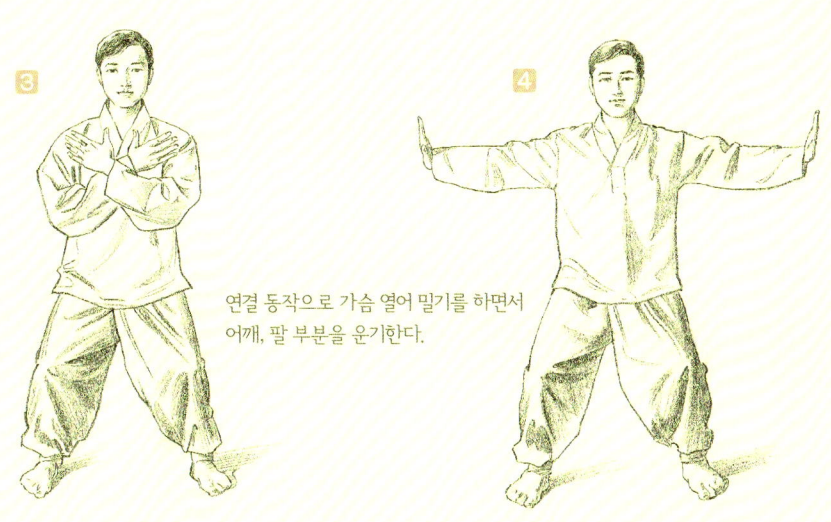

연결 동작으로 가슴 열어 밀기를 하면서
어깨, 팔 부분을 운기한다.

7. 고관절 돌리기

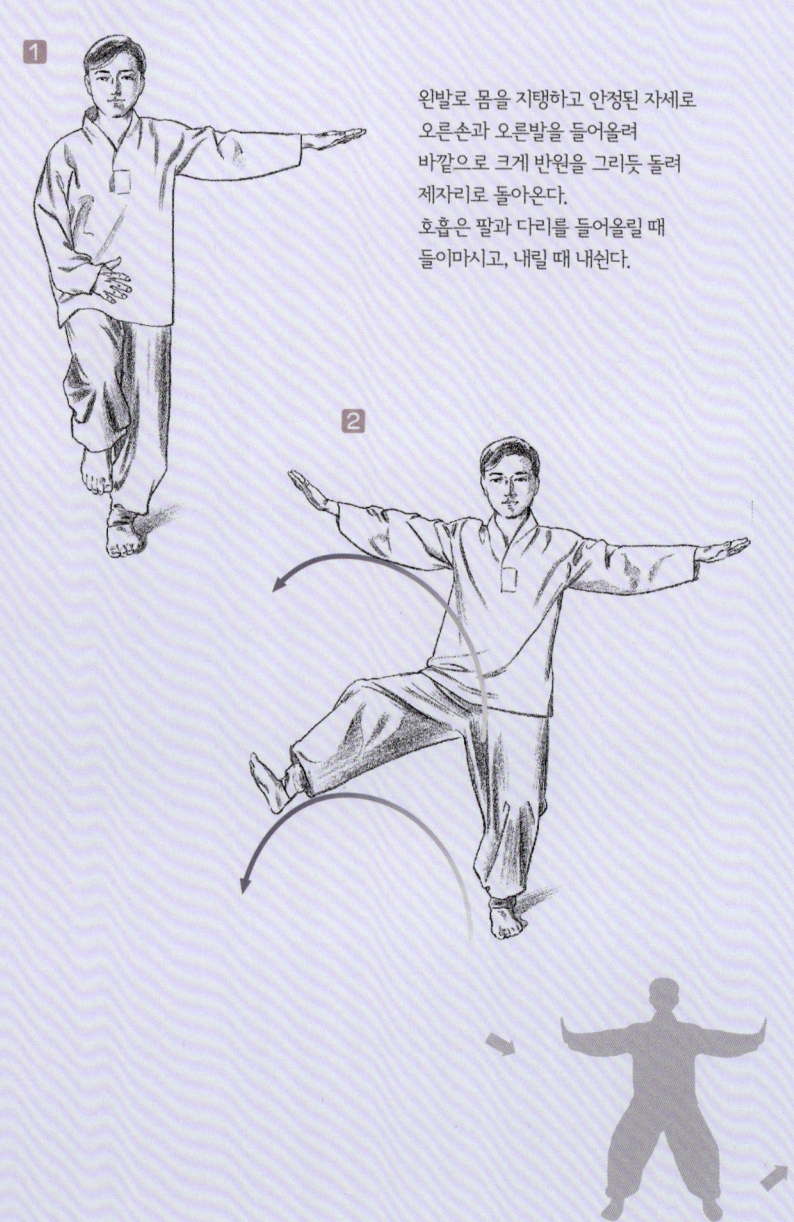

왼발로 몸을 지탱하고 안정된 자세로
오른손과 오른발을 들어올려
바깥으로 크게 반원을 그리듯 돌려
제자리로 돌아온다.
호흡은 팔과 다리를 들어올릴 때
들이마시고, 내릴 때 내쉰다.

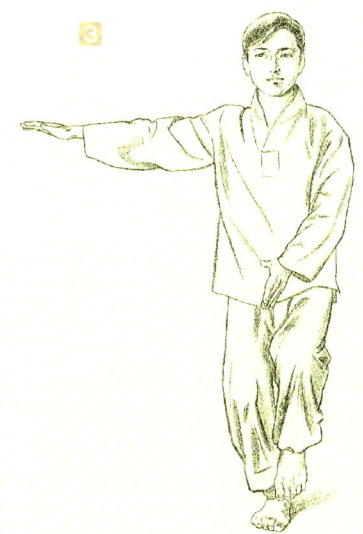

이번에는 반대편 손과 발을 들어 같은 요령으로 크게 돌려준다.

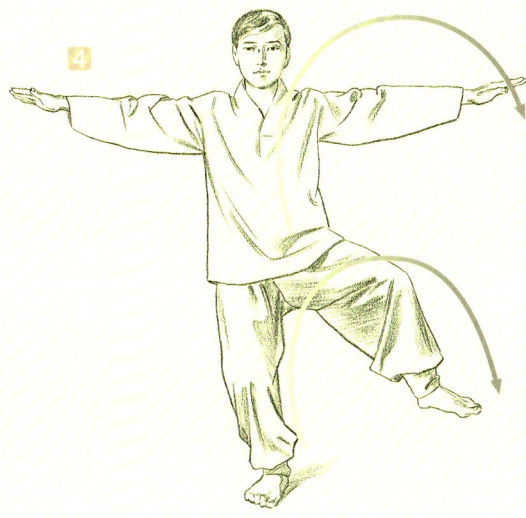

오른쪽, 왼쪽, 오른쪽 순서로 3회 반복한다.

● **포인트**

몸의 중심을 잡으며 천천히 움직인다. 이 동작은 전신 운기를 하는 도중, 기운이 막히기 쉬운 고관절을 풀어 하체의 운기를 돕는 동작이다. 다리의 기운을 살려주면서 고관절과 팔의 긴장을 풀어준다.

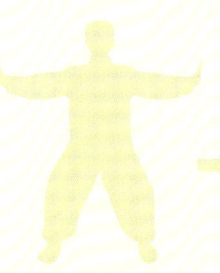

8. 학다리 서기

1 앞의 고관절 돌리기 동작에서 바닥에 발을 내려놓기 전에 바로 동작을 이어서 한다.

2

3 바닥에 발을 내리지 않고 무릎 부위에 발을 가져와 중심을 잡고 선다.

4 어깨너비로 다리를 벌려 서고 손을 어깨높이에서 마치 땅과 몸의 기운을 지그시 잡듯이 서서 기세 동작을 마무리 한다.

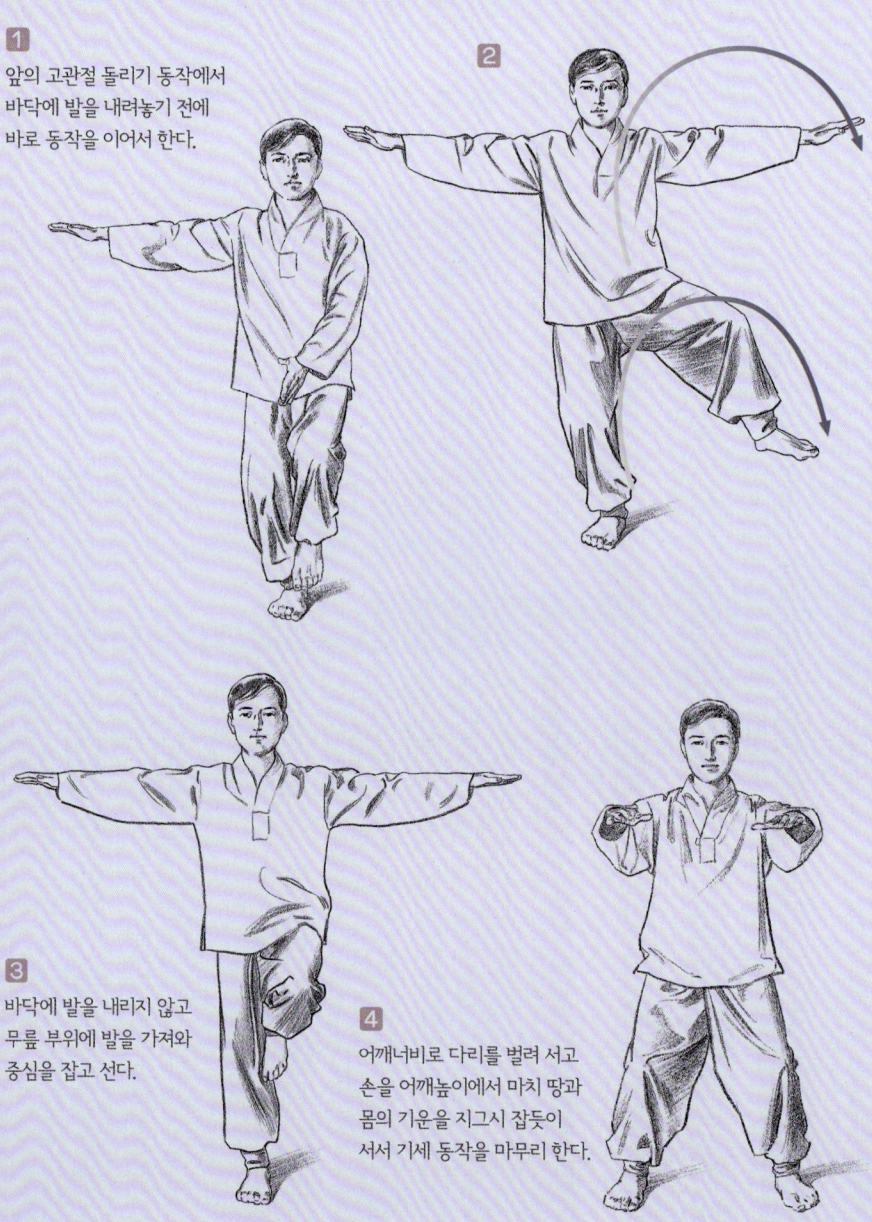

기러기세

기러기가 날아가는 모습을 연상시키는 동작이다. 기러기가 본래의 자기 고향을 찾아 날아가듯 잃어버린 인간의 참 본성을 찾으려는 의지가 함축된 동작이다. 근본으로 돌아간다는 의미를 담아 '복본세復本勢'라 하기도 한다. 이 동작은 무술에서 볼 때, 방어와 공격이 동시에 이루어질 수 있는 동작이다.

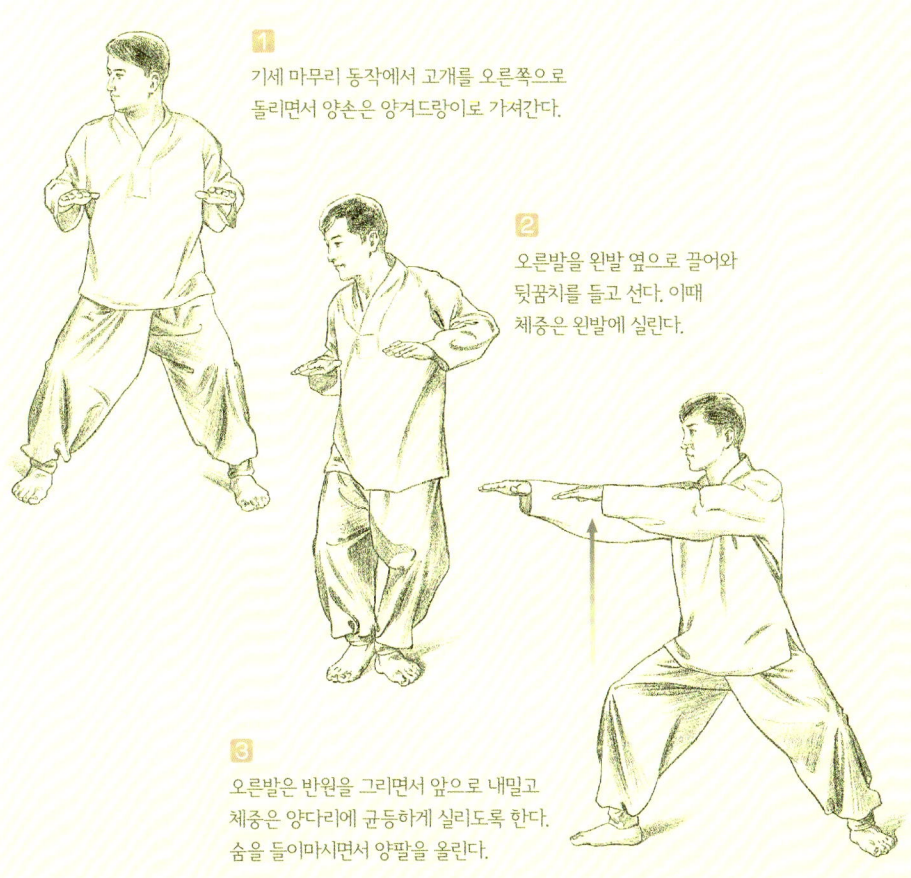

1. 기세 마무리 동작에서 고개를 오른쪽으로 돌리면서 양손은 양겨드랑이로 가져간다.

2. 오른발을 왼발 옆으로 끌어와 뒷꿈치를 들고 선다. 이때 체중은 왼발에 실린다.

3. 오른발은 반원을 그리면서 앞으로 내밀고 체중은 양다리에 균등하게 실리도록 한다. 숨을 들이마시면서 양팔을 올린다.

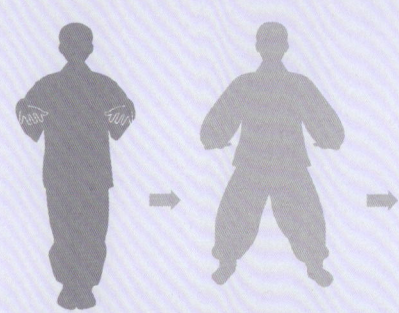

앞으로 나갔던 발을 원위치 한 뒤 다시 기마 자세로 벌려 서고 양손은 땅의 기운을 누르듯 내린다.

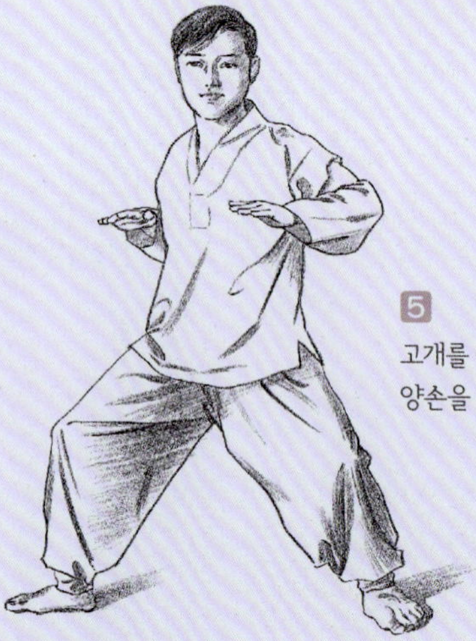

5 고개를 정면으로 돌리면서 양손을 겨드랑이로 가져온다.

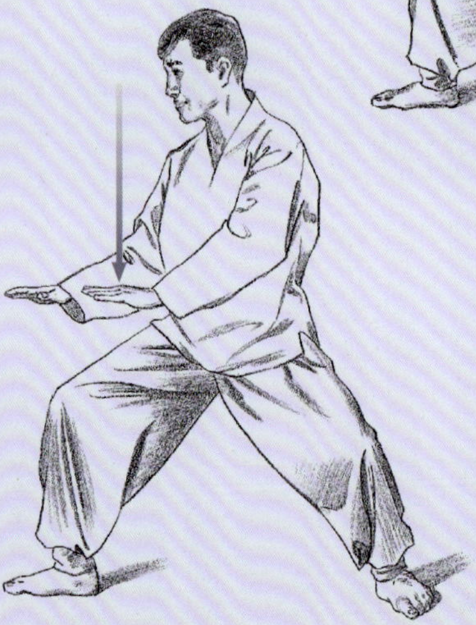

4 숨을 내쉬면서 양팔을 내린다.
고무줄이 위·아래로 당겨지듯이 팽팽한 기감을 느끼면서 천천히 움직이는 것이 요령이다.
양팔을 올리고 내리는 동작을 6회 반복한다.

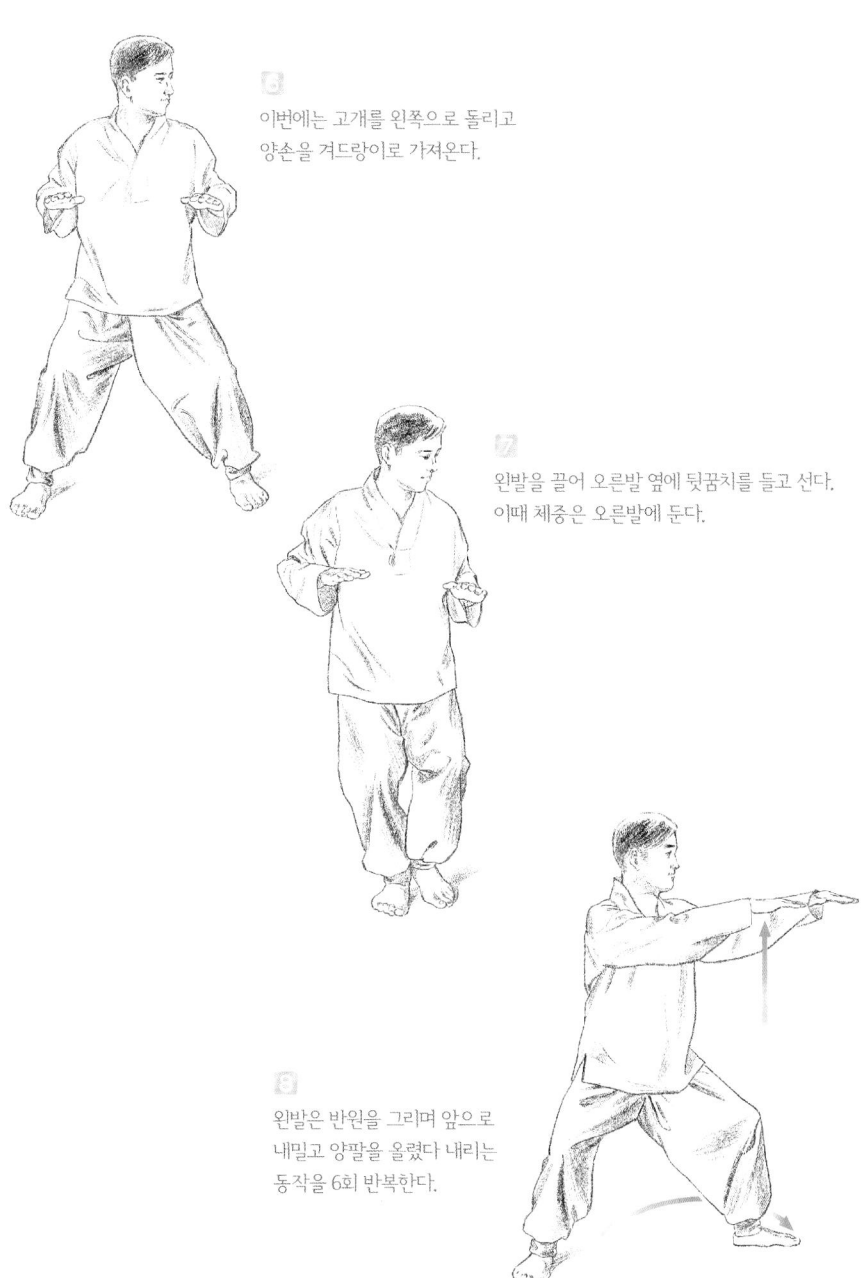

이번에는 고개를 왼쪽으로 돌리고
양손을 겨드랑이로 가져온다.

왼발을 끌어 오른발 옆에 뒷꿈치를 들고 선다.
이때 체중은 오른발에 둔다.

왼발은 반원을 그리며 앞으로
내밀고 양팔을 올렸다 내리는
동작을 6회 반복한다.

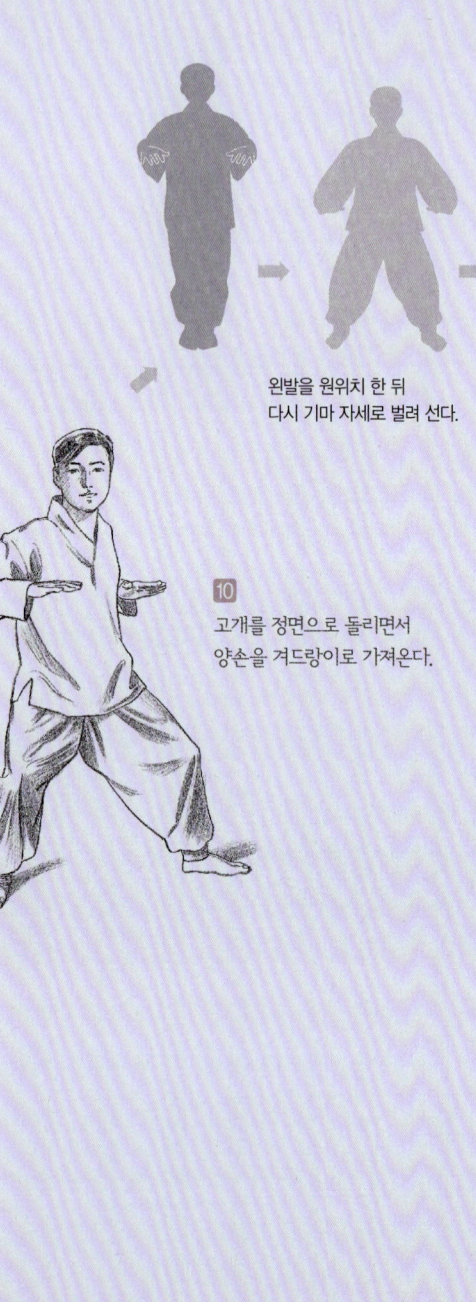

왼발을 원위치 한 뒤
다시 기마 자세로 벌려 선다.

10 고개를 정면으로 돌리면서
양손을 겨드랑이로 가져온다.

9

인어세

인어가 용궁으로 돌아가는 모습을 연상시키는 동작이다. 용궁은 인간의 참 본성이 실현된 세계를 의미하며 참 본성을 찾기 위해 정성을 다해 나아가는 인간의 모습이 인어의 헤엄치는 모습으로 형상화되었다.

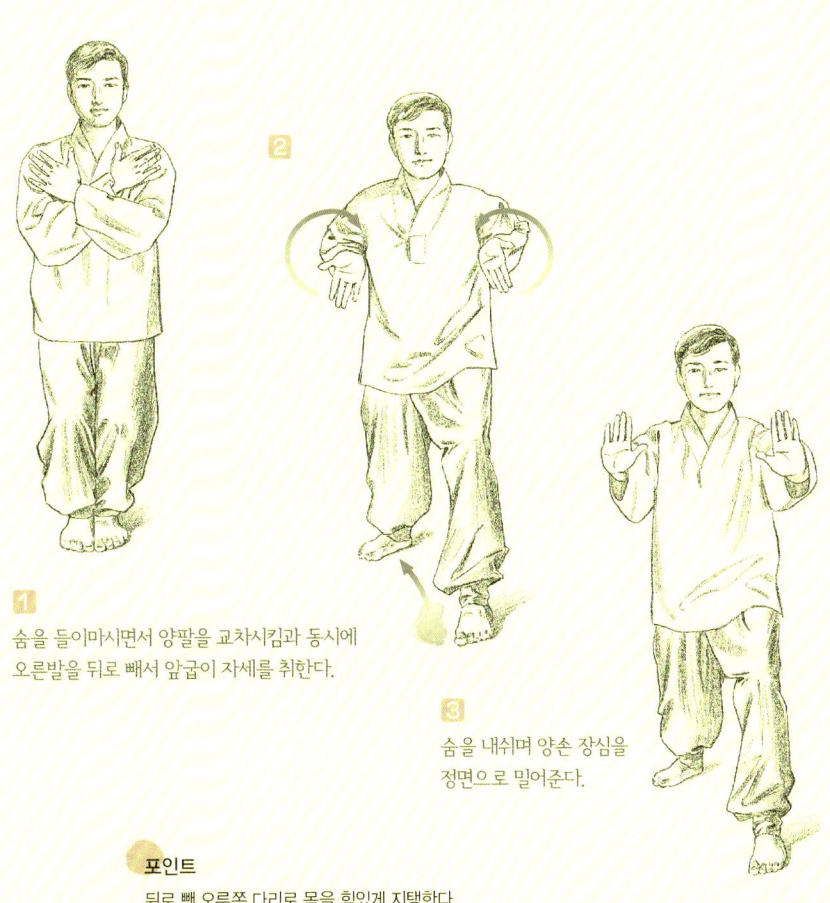

1 숨을 들이마시면서 양팔을 교차시킴과 동시에 오른발을 뒤로 빼서 앞굽이 자세를 취한다.

3 숨을 내쉬며 양손 장심을 정면으로 밀어준다.

● **포인트**
뒤로 뺀 오른쪽 다리로 몸을 힘있게 지탱한다.

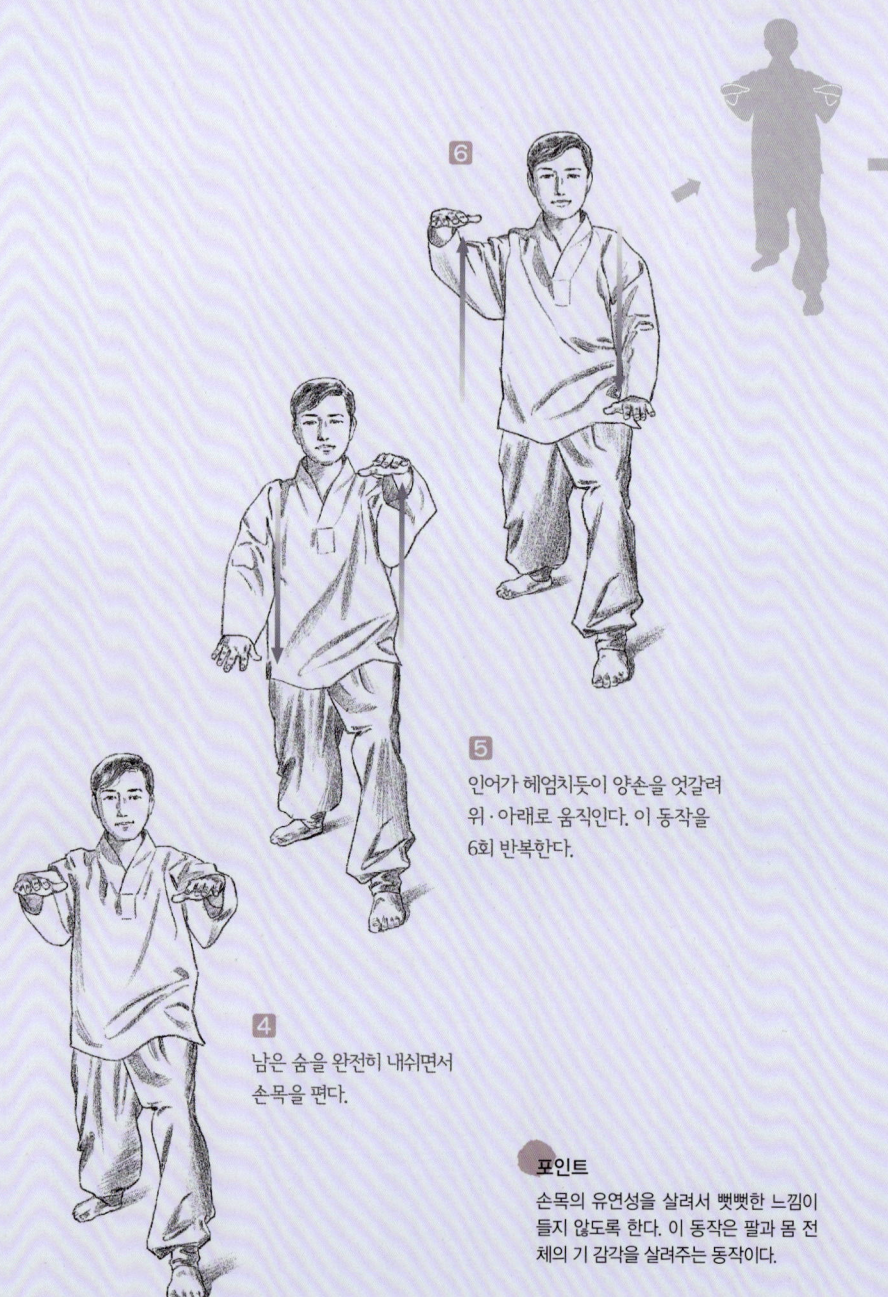

5
인어가 헤엄치듯이 양손을 엇갈려
위·아래로 움직인다. 이 동작을
6회 반복한다.

4
남은 숨을 완전히 내쉬면서
손목을 편다.

🔴 **포인트**
손목의 유연성을 살려서 뻣뻣한 느낌이
들지 않도록 한다. 이 동작은 팔과 몸 전
체의 기 감각을 살려주는 동작이다.

보세 步勢

자신의 내부에 잠재해있는 여러 가지 감정, 피해의식, 욕망 등 내부적인 장애를 밀어내고 또 막아내는 자세이다. 무술의 기본 동작이면서 철학이 있는 동작이다. 이러한 철학이 중심에 서서 내기가 강화되면 의식의 성장도 함께 이루어진다.

1. 상·중·하단전 밀기

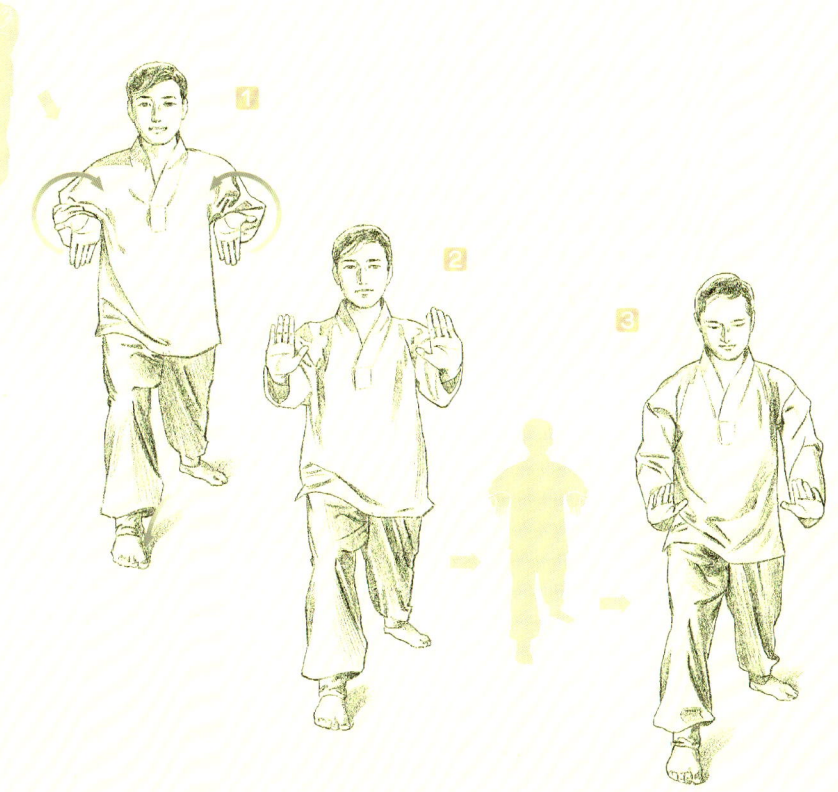

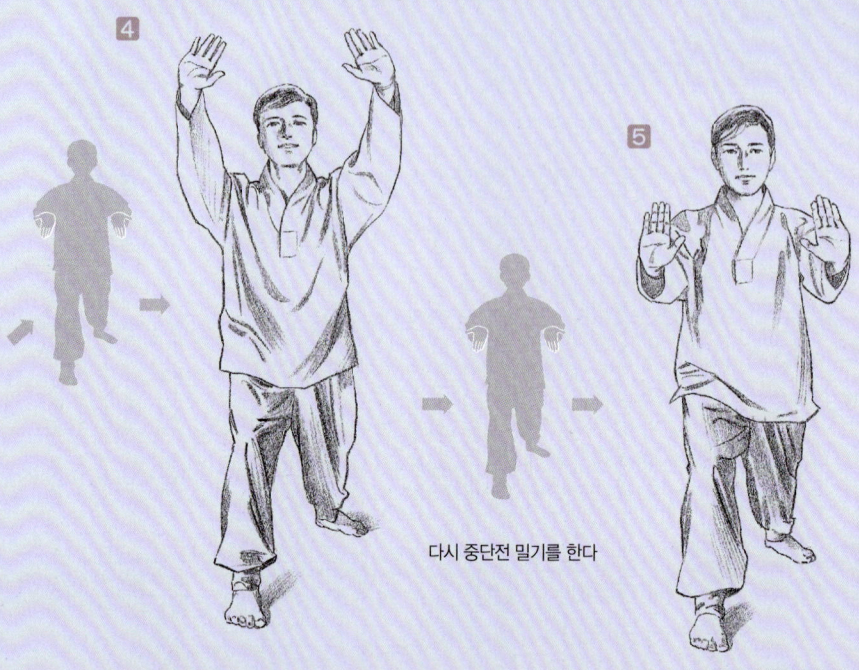

다시 중단전 밀기를 한다

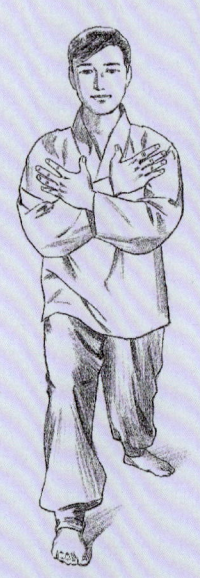

중단전에서 양손을 교차시켜
가슴을 열어 밀어주기를
2회 더 반복한다.

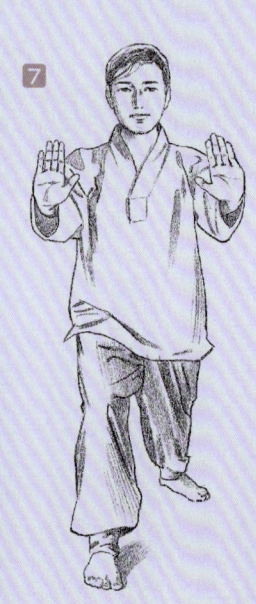

2. 손날 막기

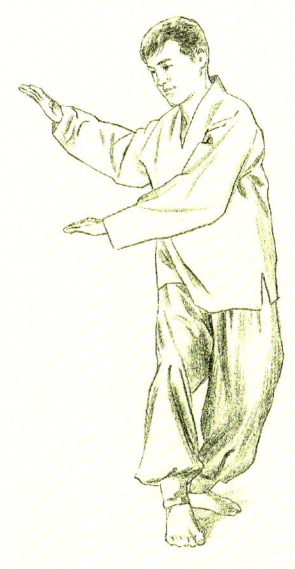

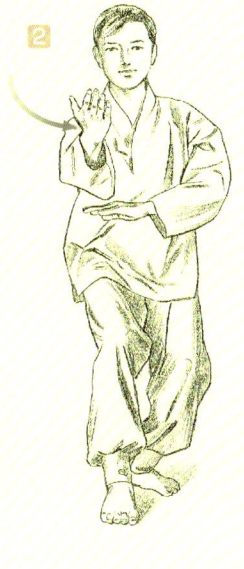

왼발에 체중을 모두 싣고 오른발은 엄지 발가락의 끝부분만 땅에 살짝 댄다. 이 상태에서 밖에서 안으로 손날 막기를 오른손, 왼손, 오른손 순으로 3회 한다.

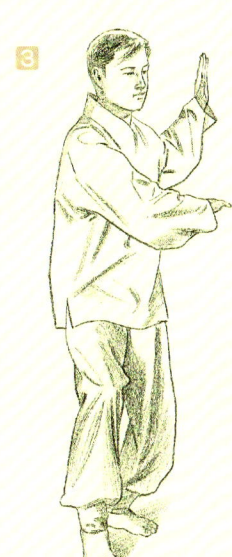

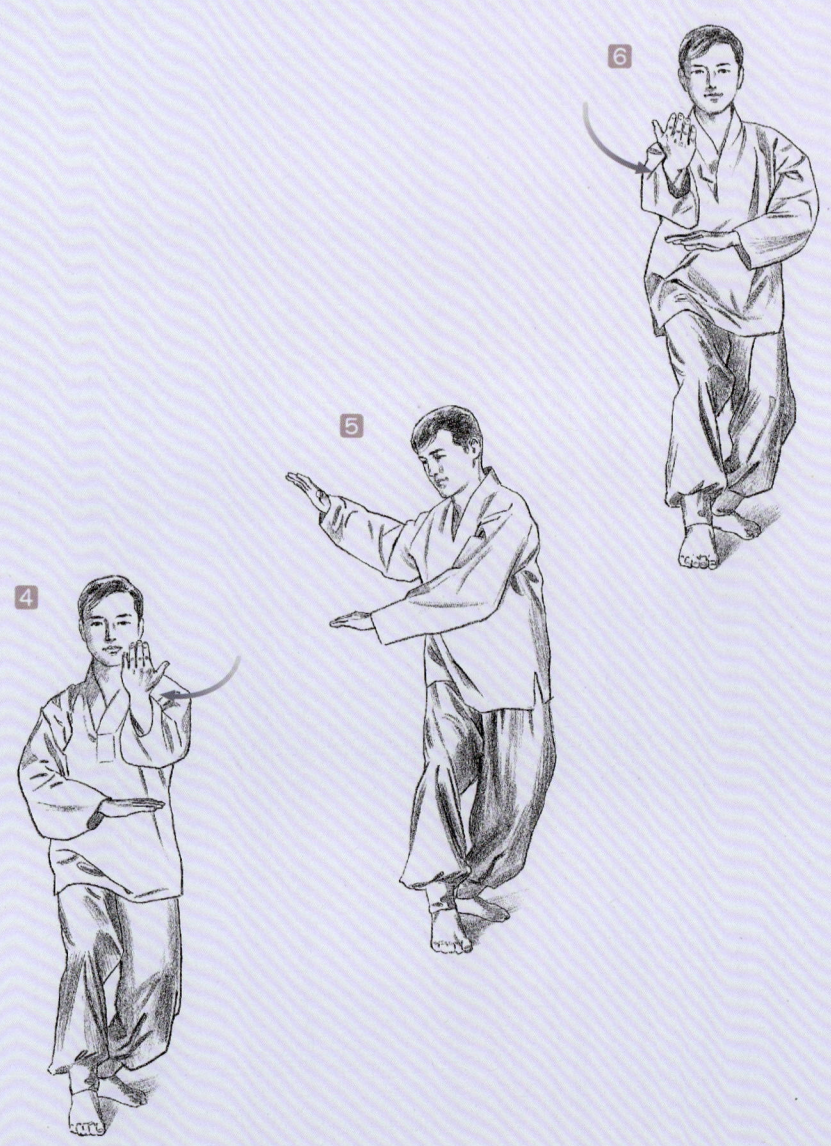

3. 주먹 막기

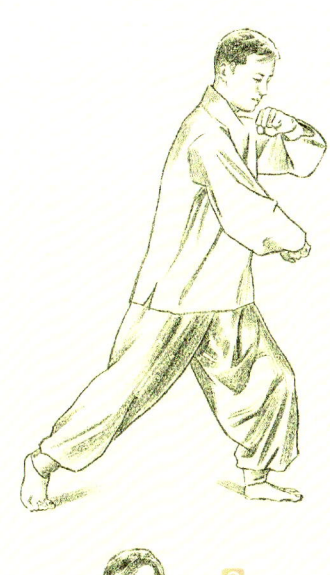

오른발을 움직여 기마 자세를 취하고 안에서 밖으로 주먹 쥐고 막는 동작을 오른손, 왼손, 오른손 순으로 3회 한다.

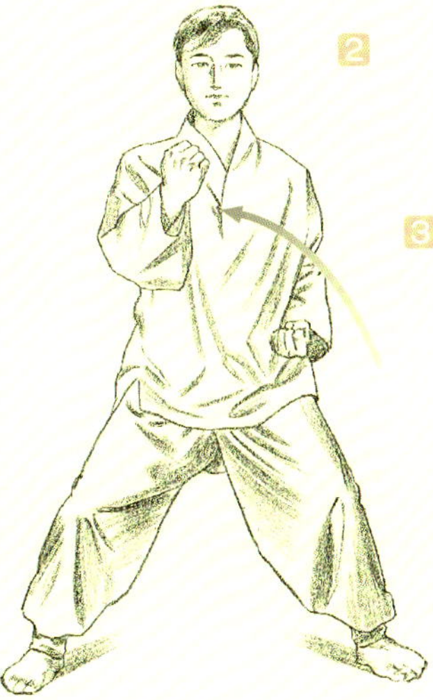

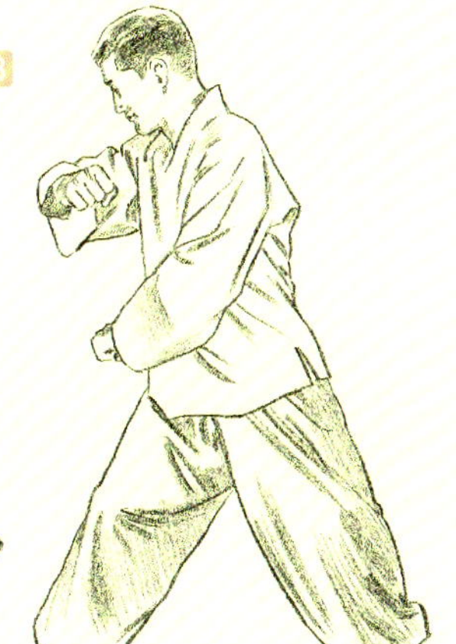

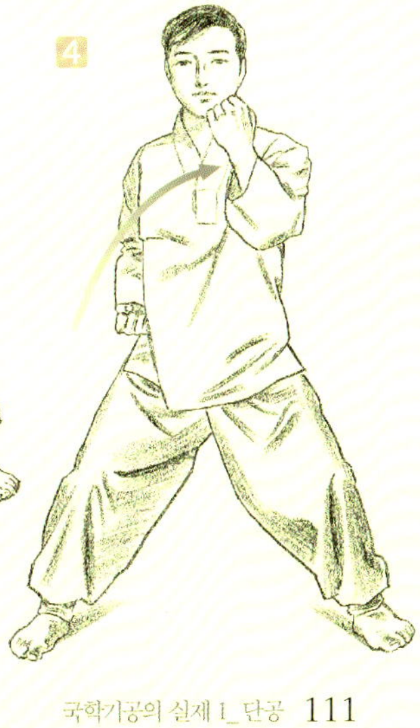

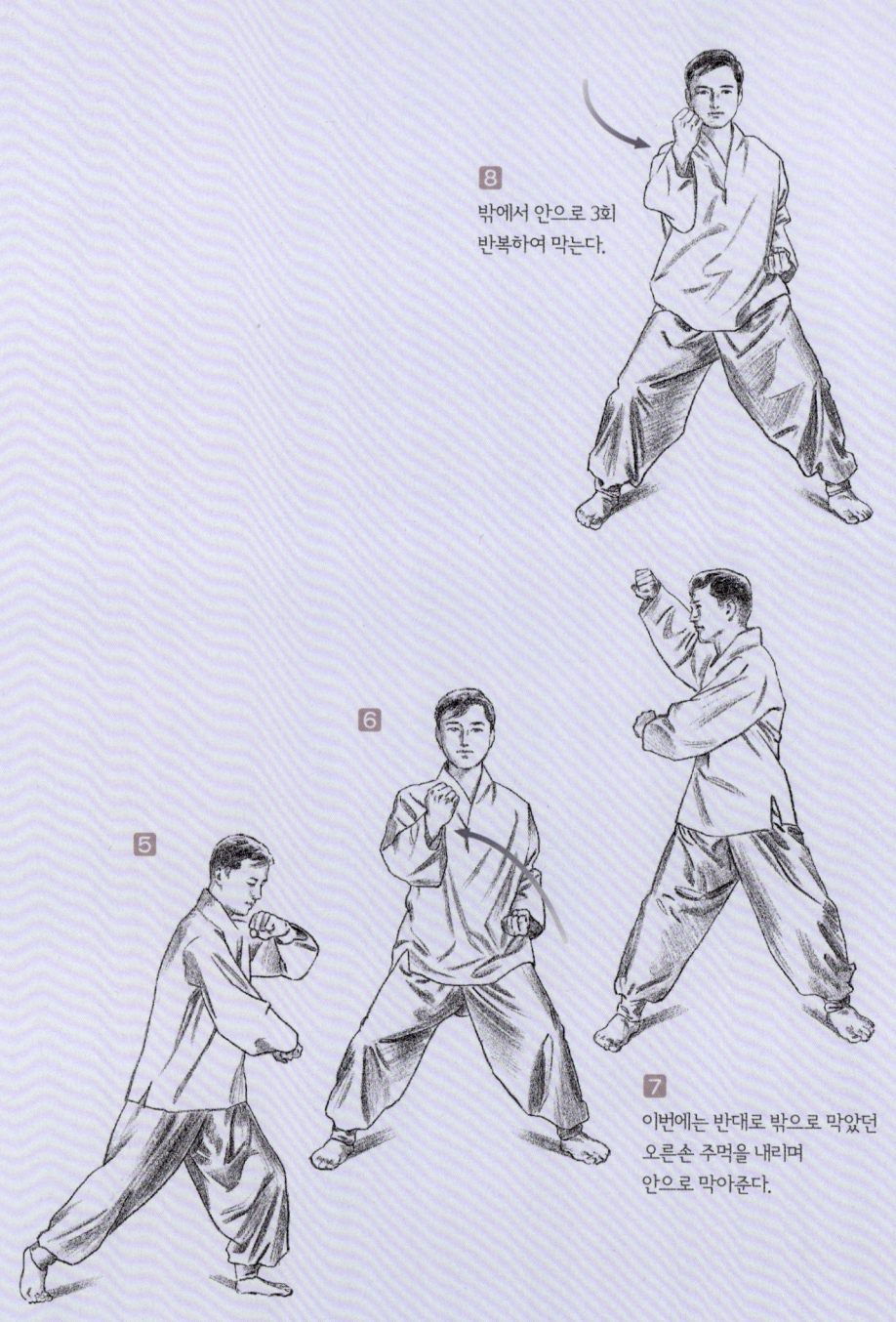

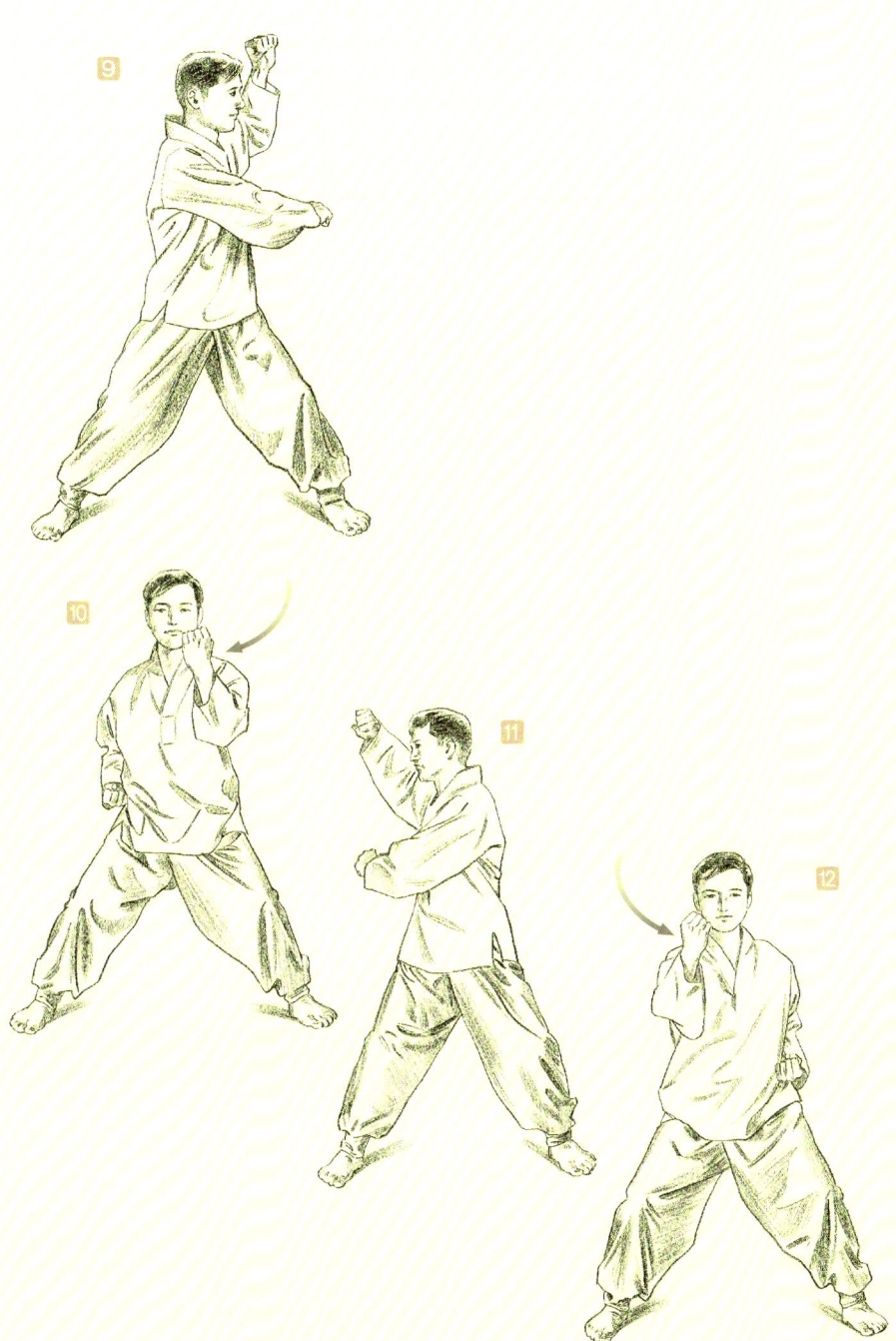

자아실현세

이 동작은 자신의 내부에 있는 참 본성을 찾아 실현하고자 하는 의지를 담고 있는 동작이다. 아주 천천히 진지하게 이루어진다. 참 본성을 찾는 것도 중요하나 그것을 세상에 베풀어 실현시키는 것도 중요함을 형상화한 동작이다.

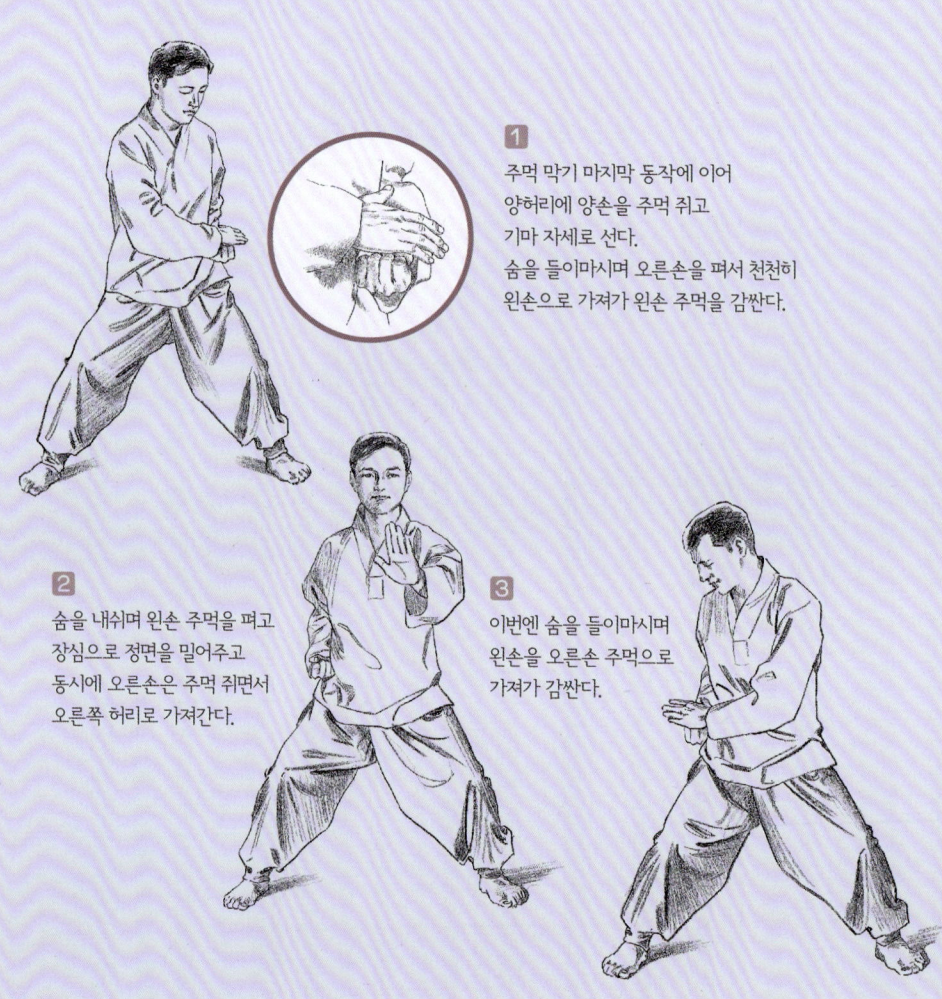

1 주먹 막기 마지막 동작에 이어 양허리에 양손을 주먹 쥐고 기마 자세로 선다.
숨을 들이마시며 오른손을 펴서 천천히 왼손으로 가져가 왼손 주먹을 감싼다.

2 숨을 내쉬며 왼손 주먹을 펴고 장심으로 정면을 밀어주고 동시에 오른손은 주먹 쥐면서 오른쪽 허리로 가져간다.

3 이번엔 숨을 들이마시며 왼손을 오른손 주먹으로 가져가 감싼다.

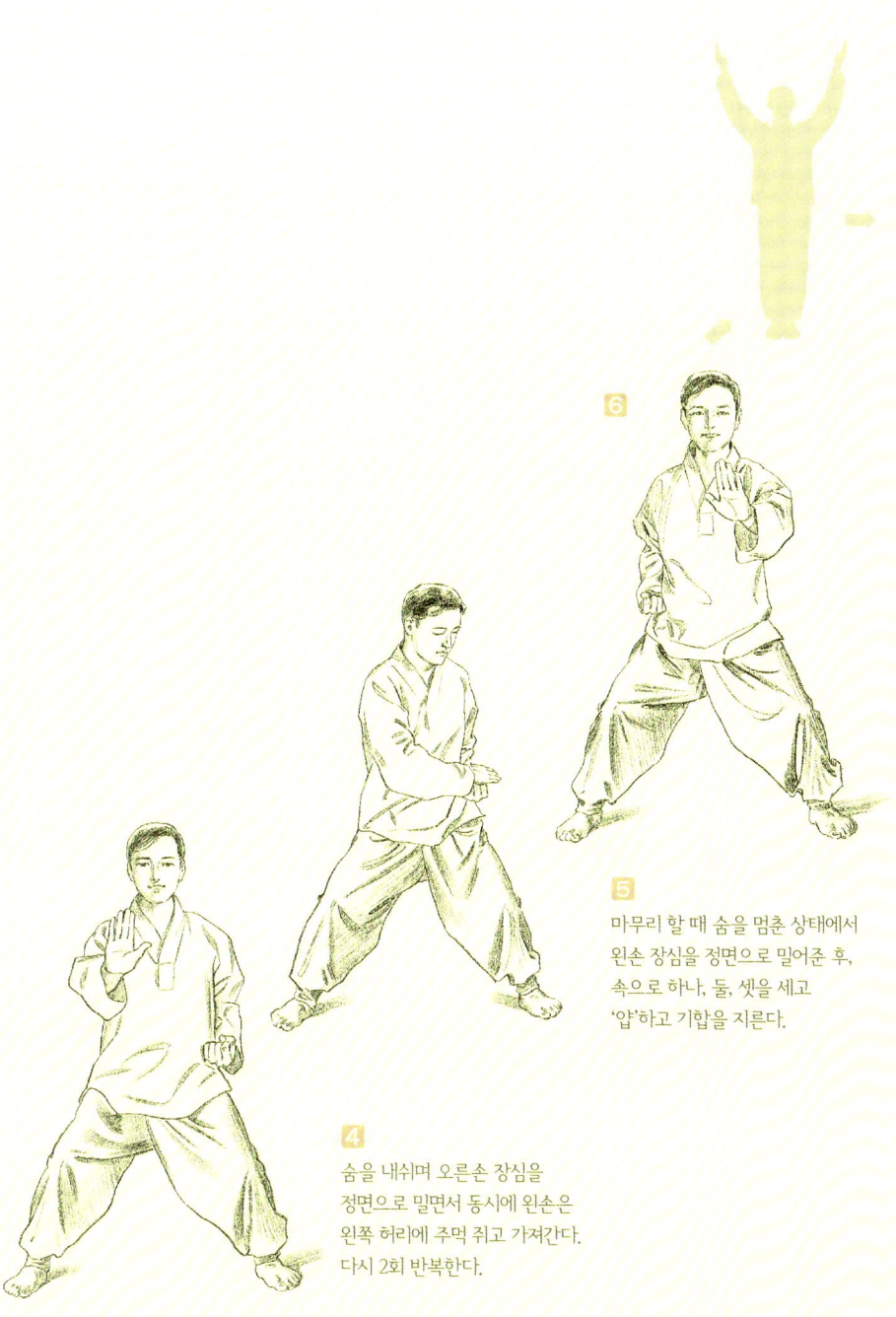

5
마무리 할 때 숨을 멈춘 상태에서
왼손 장심을 정면으로 밀어준 후,
속으로 하나, 둘, 셋을 세고
'얍'하고 기합을 지른다.

4
숨을 내쉬며 오른손 장심을
정면으로 밀면서 동시에 왼손은
왼쪽 허리에 주먹 쥐고 가져간다.
다시 2회 반복한다.

호흡세

단공을 하는 동안 몸에 머물러 있는 20퍼센트의 숨까지 내쉬어서 마무리함으로써 일상 생활에서 하는 호흡으로 되돌아오는 자세다.

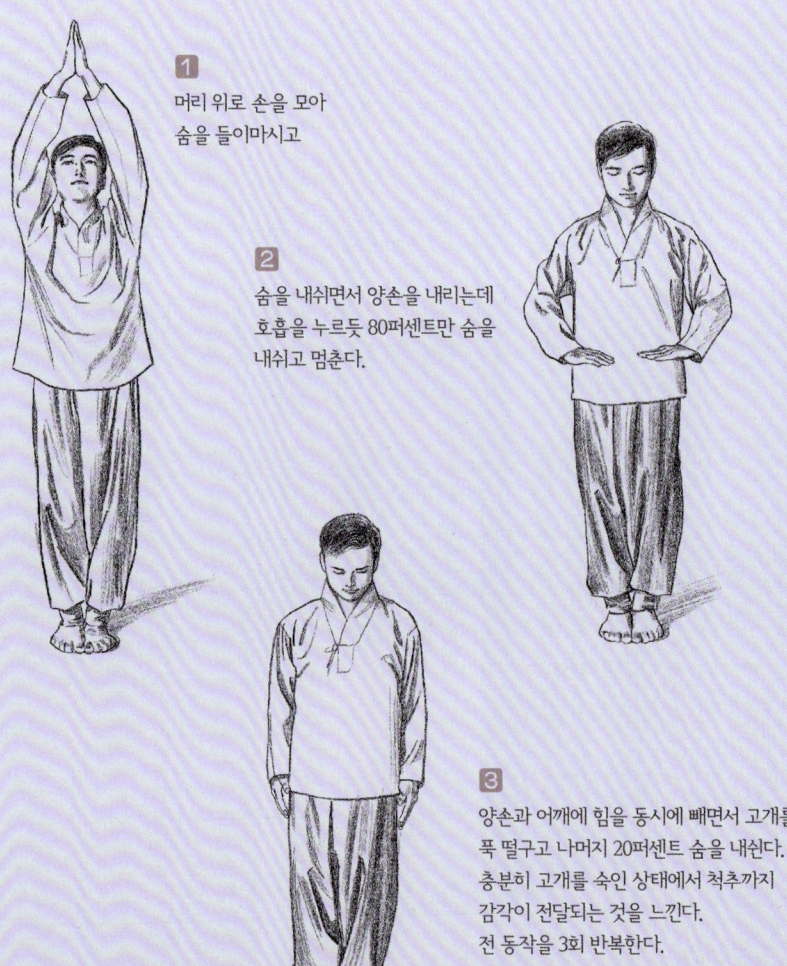

1. 머리 위로 손을 모아 숨을 들이마시고

2. 숨을 내쉬면서 양손을 내리는데 호흡을 누르듯 80퍼센트만 숨을 내쉬고 멈춘다.

3. 양손과 어깨에 힘을 동시에 빼면서 고개를 푹 떨구고 나머지 20퍼센트 숨을 내쉰다. 충분히 고개를 숙인 상태에서 척추까지 감각이 전달되는 것을 느낀다. 전 동작을 3회 반복한다.

지극한 정성을 가지고 계속하는 것과
그저 쉼 없이 계속하는 것은 다르다.
그것은 도력이 한껏 모아지는 것과
사람의 욕심이 일어났다 사라졌다 하는 것의 차이이니
비록 처음에는 티끌만한 차이지만
나중에는 하늘과 땅의 차이로 벌어진다.

― 참전계경 제29조 '불식不息' 중에서

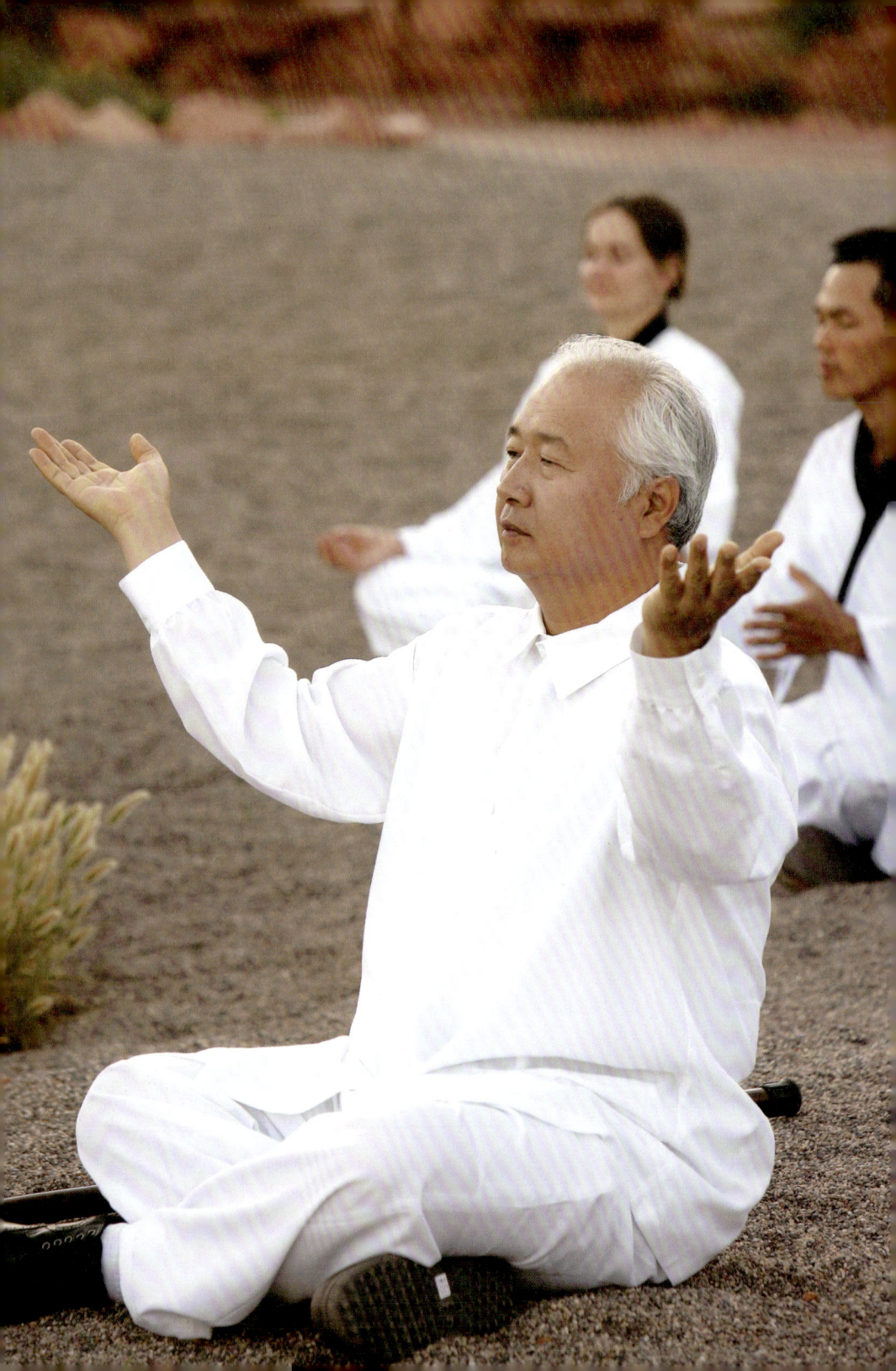

제4장

국학기공의 실제 2
일지기공

一指氣功

용을 취해 단전에 불어 넣으니
하늘·땅·사람이 하나 된다
현묘한 법과 원리를 세상에 펼치니
천지가 개벽하고
중생이 용이 되어 승천한다
구름 속에 머물던 용이
다시 땅으로 내려와
세상을 널리 이롭게 한다

한민족의 철학이 깃든 현대 기공

일지기공의 철학

일지기공은 육체적인 수련과 정신적인 수련이 이상적으로 어우러진 수련법이다. 일지기공 8수 안에는 몸의 단련을 위해 필요한 운동역학적 원리는 물론 한민족의 철학과 정신이 녹아있다.

 일지기공 8수는 조화·교화·치화의 철학과 원리를 기공으로 표현한 것이다. 조화와 교화와 치화의 원리는 우리민족 상고사에서 깨달음의 철학과 정신이 탄생하여 그것을 건국이념으로 한 국가를 이루기까지의 원리를 담고 있다. 조화의 원리는 이분법적인 경쟁과 대립의 구도가 아닌 삼원三元 조화의 원리이다. 우주와 인간, 자연을 아우르는 보편적인 생명 원리이며 깨달음의 원리이다. 교화의 원리는 그러한 깨달음의 철학과 원리를 세상에 널리 알리고 사람들을 교화시키는 원리이다. 치화의 원리는 깨달음의 철학이 하나의 사회 시스템으로 자리잡아 그 안에서 살아가는 구성

원 모두가 인간으로서 자기 삶을 완성하면서 살아가는 원리이다. 일지기공 한 동작 한 동작 안에는 이런 심오한 철학적 원리가 담겨 있다.

기공 수련자들이 빠지기 쉬운 함정은 기를 터득하고 나면 그것이 전부인냥 기적인 차원에 머물러 버리는 것이다. 그러나 진정한 수련은 바로 그때부터 시작된다. 수련이 깊어질수록 수많은 기적·영적 현상을 체험하게 되는데, 이때 바른 정신과 원리를 갖고 있지 않으면 모래 사장에서 바늘을 찾는 것과 같은 큰 혼란을 겪게 된다.

그래서 수련자에게는 길잡이가 될 바른 정신과 원리, 올바른 스승이 필요하다. 바른 철학과 원리, 스승은 수련 도중 수련자가 빠지는 혼란을 극복하고 목적지를 바로 찾아갈 수 있는 지도와 같은 역할을 한다. 기공 수련에 있어 그 안에 담긴 정신과 철학이 중요한 까닭이 여기에 있다.

일지기공의 특징

무거운 역기를 들고 근육을 단련하는 것만이 몸을 단련하는 방법이 아니다. 관절에 약간의 각도를 주는 동작과 호흡을 병행하면서 기를 모으고 풀어줌을 반복함으로써 짧은 시간에도 금방 몸이 더워지며 운기가 되어 내기를 단련시킬 수 있다. 초보자들은 간단한 이 동작을 반복하는 것만으로도 쉽게 기감을 터득할 수 있다. 같은 동작이지만 수련이 깊은 고수의 경우, 간단한 동작 속에서 선정삼매에 들 수 있다. 이것이 일지기공의 진수이고 묘미이다.

또 하나, 일지기공의 특징은 한 동작 속에서 무한한 변화가 가능하다는 것이다. 일지기공의 기본 동작은 단순하지만 동작 속에서 기를 느끼게 되면 무한한 창조와 변화가 가능하다. 음악을 타고 기운을 부드럽게 쓰면 춤이 되고, 호흡과 함께 기를 모으면 기공이 된다. 또한 강하게 기를 불어 넣으면 방어와 호신술의 무공이 된다.

　일지기공의 동선은 일반적인 기공이나 무술 동작들과 달리 조화롭고 원만하며 매우 부드럽다. 호신술이나 격투술을 위한 기공일 경우, 동작도 막고 치는 유형이 많다. 자칫 바른 철학 없이 공격적인 동작과 기운을 쓰다 보면, 수련자의 성정 또한 그것을 따라가기 마련이다. 일지기공은 매 동작마다 그 안에 담긴 정신을 의념하며 수련하다 보면 조화롭고 원만한 기운이 생성되고 어느새 몸과 마음에도 조화로움의 원리가 배어들게 된다.

일지기공 8수

일지기공의 수련 원리

일지기공은 현대인들이 쉽게 배우면서도 운동 효과를 최대한 얻을 수 있도록 창안한 국학기공의 진수이다. 일지기공 8수는 운동역학적으로 볼 때 완성도가 높다. 몸의 각 부분을 돌리고, 밀고 당기고, 올리고 내리는 동작들로 구성되어 있어 균형잡힌 신체를 만들어준다.

또한 주된 동작은 회전 운동과 관절에 각도를 주고, 기운을 짜주는 간단한 동작들로 되어 있다. 간단한 동작을 천천히 하면서 호흡을 통해 기를 모으고 빼주다 보면, 온몸이 후끈 달아오르면서 땀이 나고 운기가 된다.

다음은 일지기공 8수를 하면서 이루어지는 조신(운동역학적 측면), 조식, 조심의 관계를 나타낸 것이다.

동작	조신 (운동역학)	조식	조심
취룡삼식	팔을 올리고 내리는 상하운동.	팔을 올릴 때 흡吸 내릴 때 호呼	기운을 단전으로 모은다.
천인삼식	상체 이완과 하체의 견고함을 통한 상허하실.	나갈 때 흡吸 들어올 때 호呼	하늘·땅·사람에게 기운을 돌린다.
조화삼식	팔을 올리고 내리고 밀고 당기는 운동.	반원 운동시 흡吸 끝점에서 밀 때 호呼	몸과 마음의 조화로움을 느낀다.
교화삼식	척추와 근육, 신경의 균형 조절. 어깨, 손목의 회전 운동.	팔이 뒤로 갈 때 흡吸 나아갈 때 호呼	기운의 길을 몸에게 가르치듯 기운을 키워나간다.
치화삼식	좌우 균형 운동. 6대 관절의 기운 유통.	팔이 뒤로 갈 때 흡吸 나아갈 때 호呼 다시 당기며 흡吸 가슴 앞으로 마무리 호呼	기운의 길대로 자연스럽게 동작을 행하며 기운이 무한대로 확대되어감을 느낌. 하늘·땅·사람이 하나됨을 느낌. (우아일체宇我一體)
개벽삼식	팔을 열고 닫음.	팔을 열 때 흡吸 팔을 닫을 때 호呼	기운(마음)을 열고 닫음. 호흡을 열고 닫을 때 탁한 기운과 맑은 기운이 순환된다.
화룡승천	흉추와 늑골의 조정.	지식止息 호흡	기운을 독맥을 따라 올려주어 충만하게 한다. (수승화강이 이루어짐)
해저침수	이완을 위한 동작.	팔을 올리면서 흡吸 내리면서 호呼	모든 기운을 단전으로 되돌린다.

일지기공 수련 방법

일지기공을 수련하는 방법은 여러 가지가 있다. 먼저 동작을 익힌 다음 아주 천천히 기운을 느끼며 하는 방법이 있다. 또는 속도를 내서 동작을 빠르게 하는 방법도 있다.

모든 동작이 익숙해지면 처음부터 연속으로 마지막 동작까지 이어서 해도 되고 한 동작만 집중적으로 반복하면서 충분히 느끼는 것도 좋다.

·연단鍊丹 수련의 형태로 한 자세를 취하고 오랫동안 멈추어서 몸을 단련하는 것도 좋은 방법이다. 가장 일반적인 방법은 호흡과 동작과 의식을 일치시켜서 움직임 가운데서 고요함을 느끼며 물 흐르듯 자연스럽게 하는 것이다.

일지기공을 할 때 각 동작들을 그냥 따라하기만 하는 것은 별 의미가 없다. 동작 하나하나의 의미를 이해하고 그 뜻을 음미하며 하는 것이 중요하다.

제1수 취룡삼식 取龍三式

취룡삼식은 용을 잡는 자세를 의미한다. 여기서 용은 몸속에서 꿈틀거리는 기를 상징한다. 수련을 통해서 단전에 축기가 되면 용이 꿈틀거리듯 기운이 움직이는데 그러한 기를 모아 단전에 밀어넣는다는 생각으로 동작을 취한다.

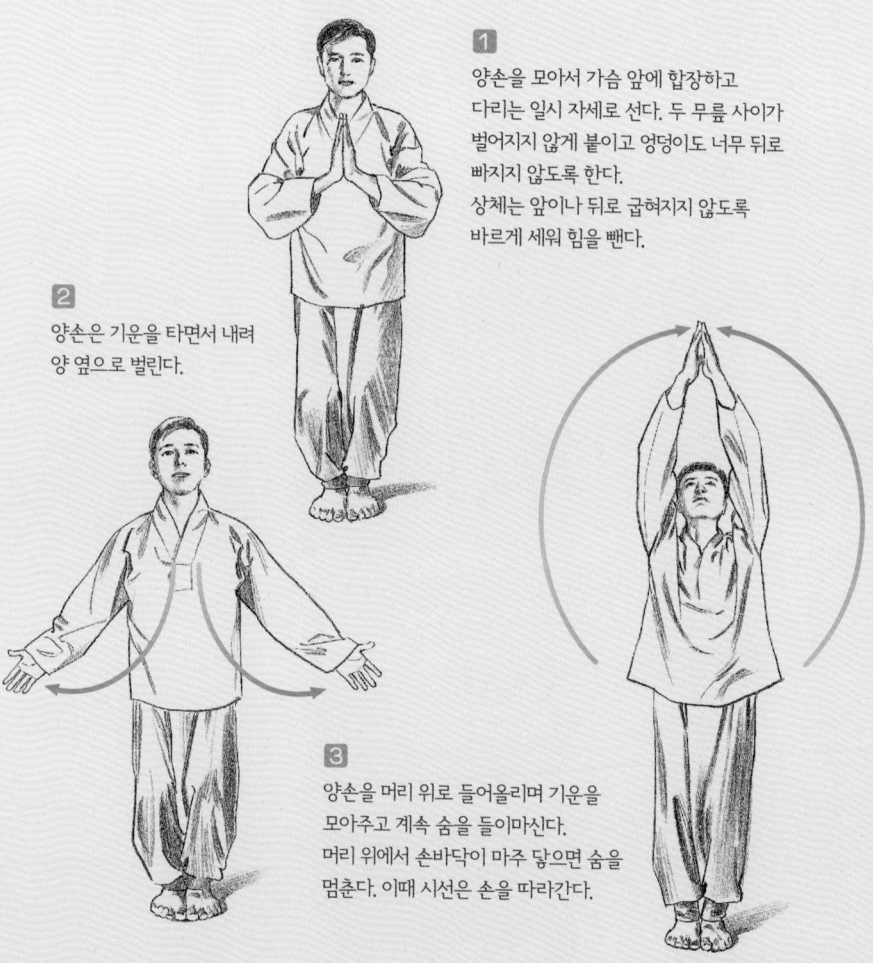

1 양손을 모아서 가슴 앞에 합장하고 다리는 일시 자세로 선다. 두 무릎 사이가 벌어지지 않게 붙이고 엉덩이도 너무 뒤로 빠지지 않도록 한다.
상체는 앞이나 뒤로 굽혀지지 않도록 바르게 세워 힘을 뺀다.

2 양손은 기운을 타면서 내려 양 옆으로 벌린다.

3 양손을 머리 위로 들어올리며 기운을 모아주고 계속 숨을 들이마신다. 머리 위에서 손바닥이 마주 닿으면 숨을 멈춘다. 이때 시선은 손을 따라간다.

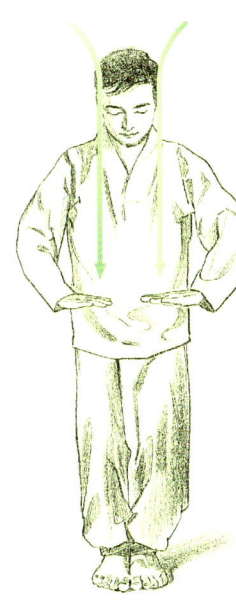

4

숨을 그대로 멈춘 상태에서, 합장한 손을
가슴에서부터 손목이 벌어지게 벌리며,
단전에 기운을 밀어넣는 기분으로 양손바닥을
펴서 누른다.
손을 누를 때 무릎도 같이 굽히는데 양무릎이
벌어지지 않도록 한다. 전 과정을 3회 반복한다.

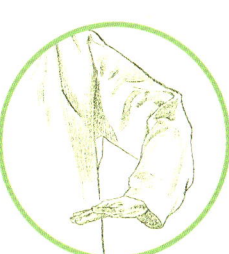

양손을 단전 앞에서 밀어내릴 때 손목을
바깥쪽으로 돌려 꺾는다. 이때 새끼손가락
끝도 올려서 함께 꺾는다. 이 상태에서 손에
기운이 생기는 것을 느낀다.
팔꿈치는 약 45도 정도 굽힌 상태가 좋다.
이때 주의할 점은 손을 뒤로 젖힐 수 있는 한
젖히되 몸통은 젖혀지지 않고 바르게
되도록 한다.
어깨에는 힘이 들어가지 않도록 하고
손끝에만 힘이 들어가도록 한다.

포인트

- 숨을 들이마시면서 손목을 꺾어주고 내쉬면서 제자리로 돌아가는데 이때 무릎도 같이 펴주는 것이 요령이다. 꺾었던 손목을 원위치로 할 때 기운이 빠져나감을 느낀다.
- 손목을 꺾고 참을 수 있는 한계까지 숨을 멈춘 상태에서 손끝에 강한 기장이 형성되는 것을 느낀다. 손끝이 터질 듯한 강한 압력과 열감을 느끼다가 숨을 내쉬면서 손목과 무릎을 펴고 동작을 풀어준다. 아주 간단한 동작이지만 이 동작을 여러 번 반복하면 초보자들도 쉽게 기감을 터득할 수 있다.
- 새끼손가락을 들어올릴 때 천근을 들어올리는 마음으로 한다. 이때 발가락에도 같이 힘이 들어감을 느낄 수 있다.

제2수 천인삼식 天人三式

천인삼식은 취룡삼식에서 단전에 모은 기운을 다시 하늘과 땅과 사람에게 베푸는 동작이다. 손을 돌리는 동작을 3회 하는데 첫 번째 돌리는 것은 하늘을 사랑한다는 의미이고, 두 번째는 땅을 사랑한다는 의미이며, 세 번째는 사람을 사랑한다는 의미이다. 천지인 정신이 깃든 동작으로서 이 동작을 할 때는 얼굴에 편안하고 자비로운 미소를 띄우고 가슴에 가득한 사랑을 베푸는 마음으로 한다.

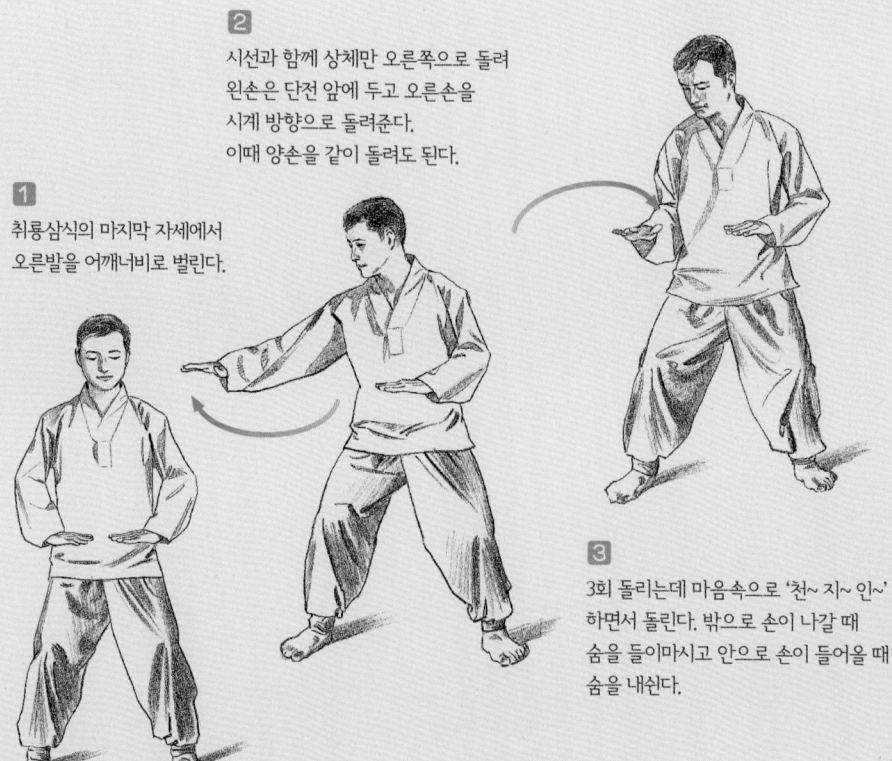

1 취룡삼식의 마지막 자세에서 오른발을 어깨너비로 벌린다.

2 시선과 함께 상체만 오른쪽으로 돌려 왼손은 단전 앞에 두고 오른손을 시계 방향으로 돌려준다. 이때 양손을 같이 돌려도 된다.

3 3회 돌리는데 마음속으로 '천~ 지~ 인~' 하면서 돌린다. 밖으로 손이 나갈 때 숨을 들이마시고 안으로 손이 들어올 때 숨을 내쉰다.

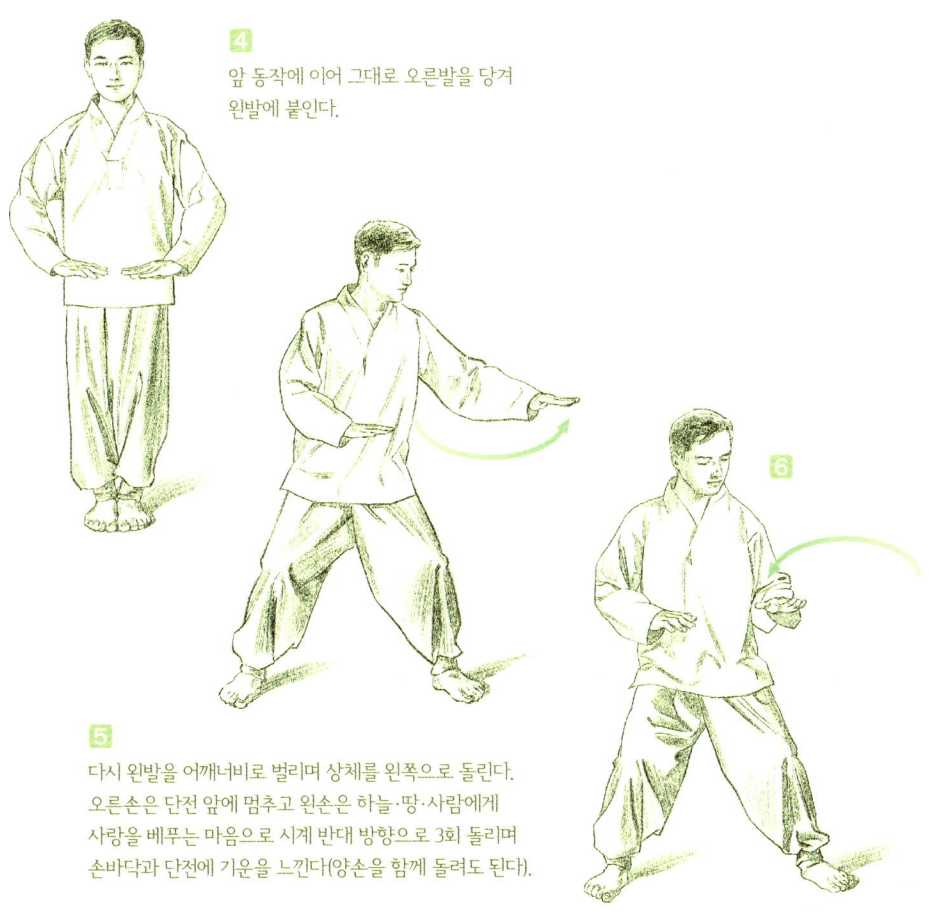

4
앞 동작에 이어 그대로 오른발을 당겨 왼발에 붙인다.

5
다시 왼발을 어깨너비로 벌리며 상체를 왼쪽으로 돌린다. 오른손은 단전 앞에 멈추고 왼손은 하늘·땅·사람에게 사랑을 베푸는 마음으로 시계 반대 방향으로 3회 돌리며 손바닥과 단전에 기운을 느낀다(양손을 함께 돌려도 된다).

🟢 포인트

- 좌우로 이동할 때 자세와 균형을 흐트리지 않아야 한다. 상허하실은 이 동작의 가장 기본이다.
- 손을 돌리며 원을 그릴 때 자연스럽게 손을 따라 상체를 움직여 준다. 그러나 이것을 의식적으로 하려 들면 의식과 기운이 모이지 않으므로 주의해야 한다.

제3수 조화삼식 造化三式

조화삼식은 사람과 사람, 자연과 사람의 조화로움이라는 의미를 담고 있다. 몸 안에 기운이 차오르고 세상에 사랑을 베풀며 몸과 마음이 조화로워진 상태를 느끼는 동작이다. 조화삼식은 하체를 강하게 단련시켜 준다. 상체를 바르게 세워 하체를 실하게 하고 시선은 손끝을 향하도록 한다. 이 동작을 통해서 몸 안의 기가 활성화된다.

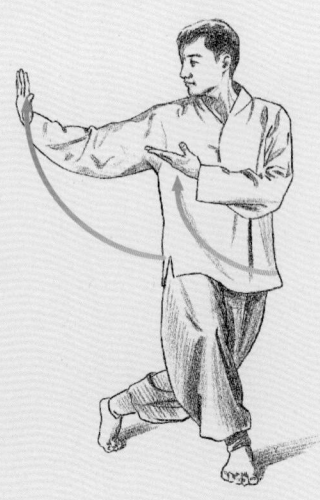

1
천인삼식 마지막 동작에 이어 시선을 오른쪽으로 돌리며 왼발을 오른발 뒤로 가져가서 일심 자세를 취한다.
뒤로 가져간 왼발 뒷꿈치는 45도 정도 들어주고 몸통은 바르게 세운다.
동시에 양손은 반원을 그리듯 아래로 부드럽게 움직여 오른쪽을 향하게 들어 올린다.
오른손 손목을 가볍게 꺾고 왼손 손바닥이 하늘을 향하게 해서 가슴 위치에 둔다.

왼발과 오른발 간격은 한 족장 반 정도, 두 발의 각도는 90도가 되게 한다.
무릎은 자신의 체력에 맞게 적당히 굽힌다.

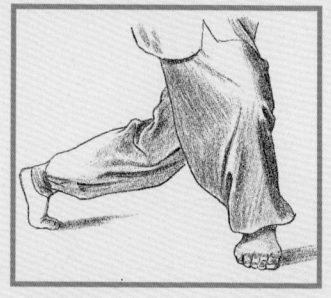

포인트
- 엉덩이가 뒤로 빠지거나 상체를 앞으로 숙이지 않도록 주의한다.
- 몸을 좌우로 이동할 때 물 흐르듯 그 높이를 유지하며 자세를 바꾸어야 한다.
- 양팔은 원을 그리듯 움직이는데 아주 부드럽게 물 속에서 움직이듯 기감을 느끼며 동작을 한다. 양손에 기감을 키우는 데 효과적인 동작이다.

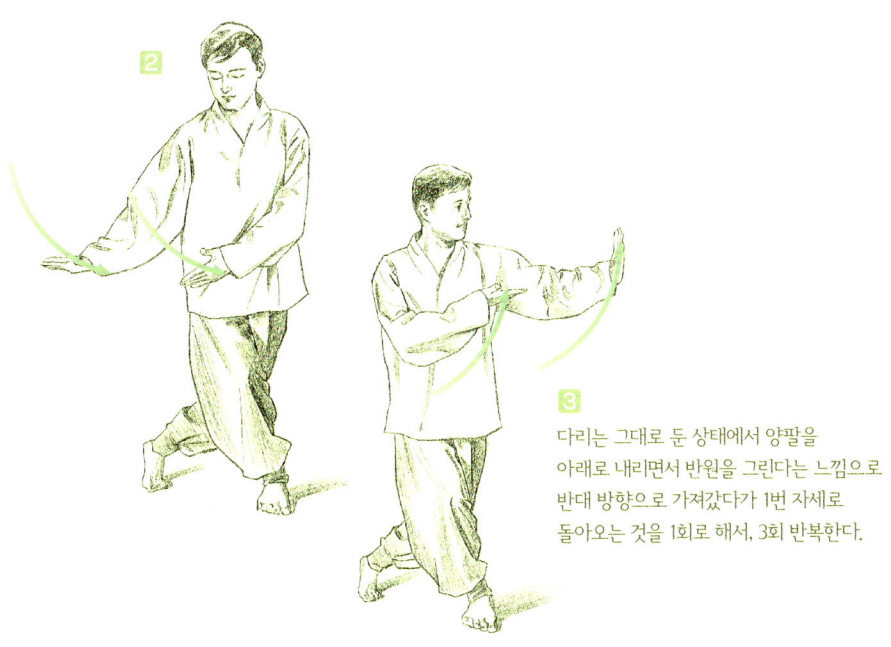

다리는 그대로 둔 상태에서 양팔을
아래로 내리면서 반원을 그린다는 느낌으로
반대 방향으로 가져갔다가 1번 자세로
돌아오는 것을 1회로 해서, 3회 반복한다.

이번에는 오른발 뒤로 갔던 왼발을
기마 자세가 되도록 원위치로 가져온 뒤,
반대로 오른발을 왼발 뒤로 이동하고
팔의 동작은 앞의 동작과 똑같이
왕복 3회 반복한다.

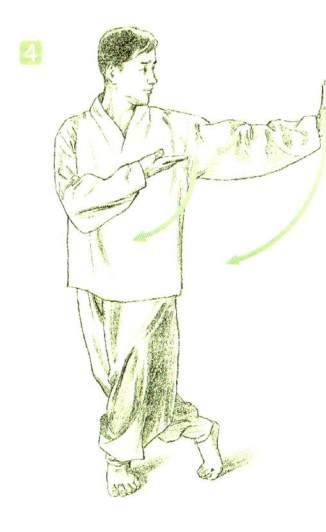
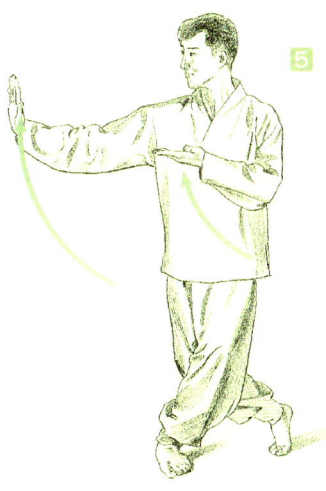

제4수 교화삼식 敎化三式

교화삼식은 하늘의 기운을 받아 다시 그 기운을 돌려서 세상에 보내고, 다시 한번 하늘로부터 기운을 받아 자신에게 모으는 동작이다. 몸에 기운의 길을 가르치는 동작으로 하늘과 땅과 사람의 기운을 터득하여 몸의 기운을 크게 확장시켜 준다. 장기능과 관절 그리고 척추를 바르게 교정하는 효과가 있다.

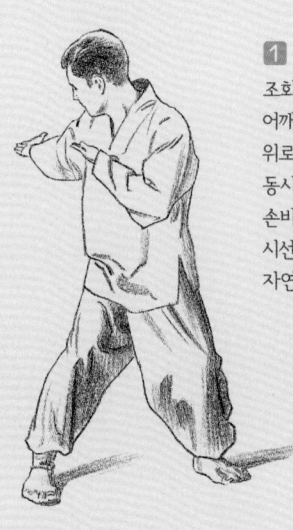

1
조화삼식에 이어서 오른쪽 다리를 원위치로 가져와 어깨너비로 벌리고 동시에 오른팔을 손바닥이 위로 가게 해서 오른쪽 어깨 위로 뻗어준다.
동시에 왼손은 가슴 앞(중단전)에 오게 하는데 손바닥은 하늘을 향한다.
시선은 손을 따라가며 상체도 자연스럽게 손이 가는 방향으로 틀어준다.

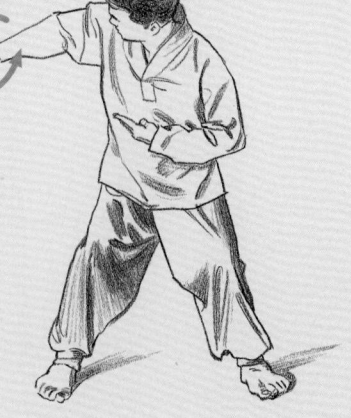

2
오른팔을 비틀며 손목을 한번 돌려 꺾어 손바닥이 위를 향하게 한다.

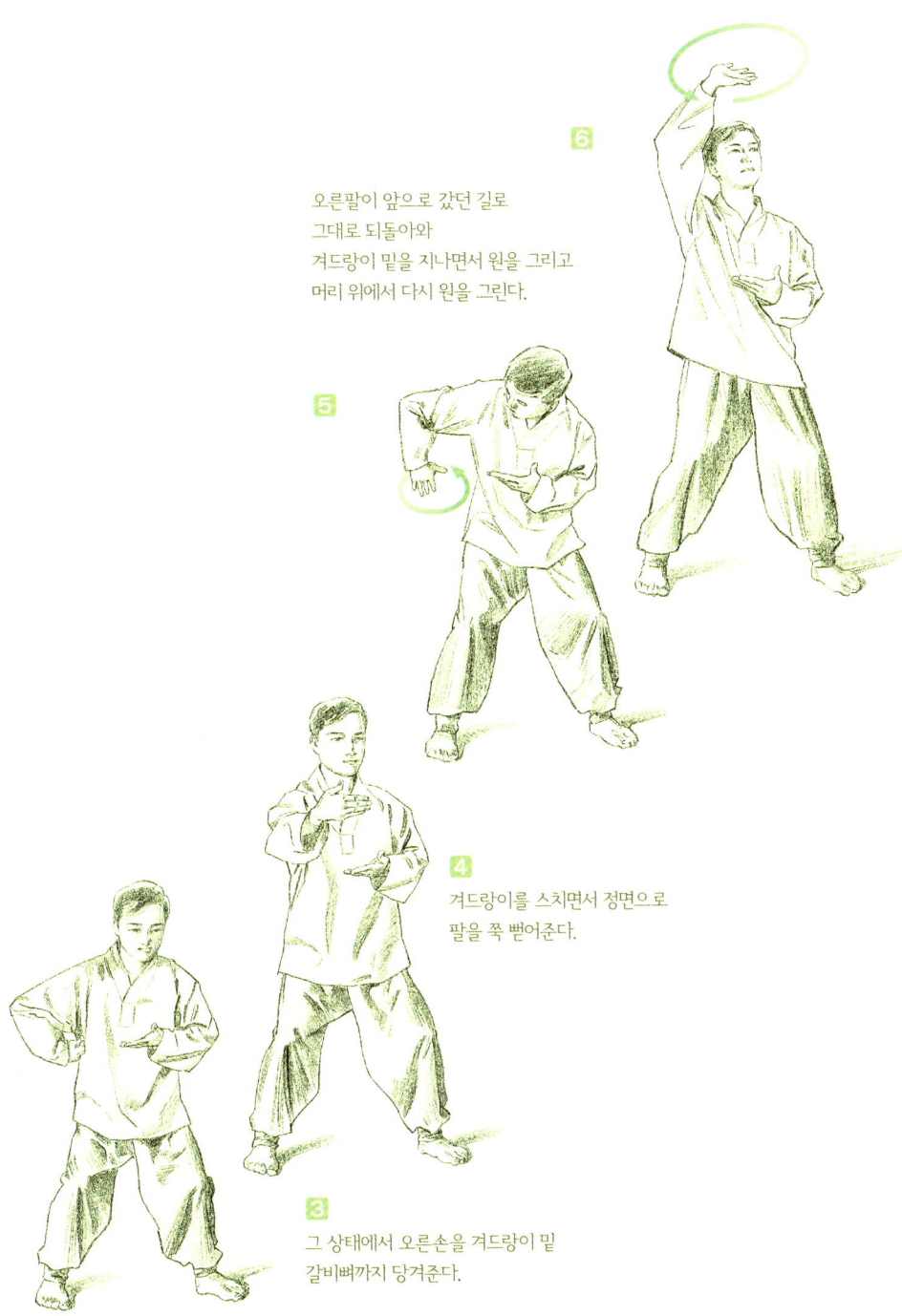

6 오른팔이 앞으로 갔던 길로
그대로 되돌아와
겨드랑이 밑을 지나면서 원을 그리고
머리 위에서 다시 원을 그린다.

4 겨드랑이를 스치면서 정면으로
팔을 쭉 뻗어준다.

3 그 상태에서 오른손을 겨드랑이 밑
갈비뼈까지 당겨준다.

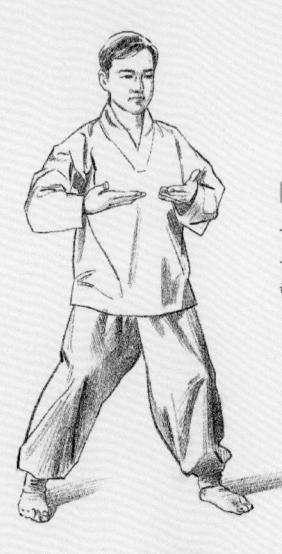

7 손을 가슴 앞으로 가져온다. 이때 손바닥은 접시돌리기를 할 때처럼 항상 하늘을 향한다.

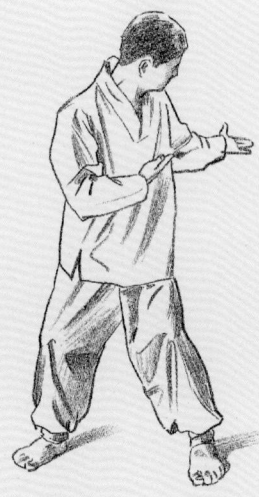

8 이어서 반대쪽 왼손도 오른쪽과 똑같은 요령으로 한다. 오른쪽·왼쪽 번갈아가며 좌우 3회 반복한다.

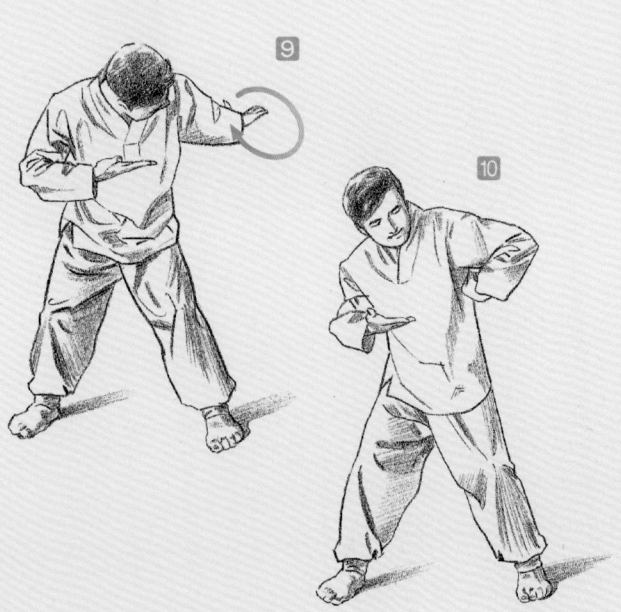

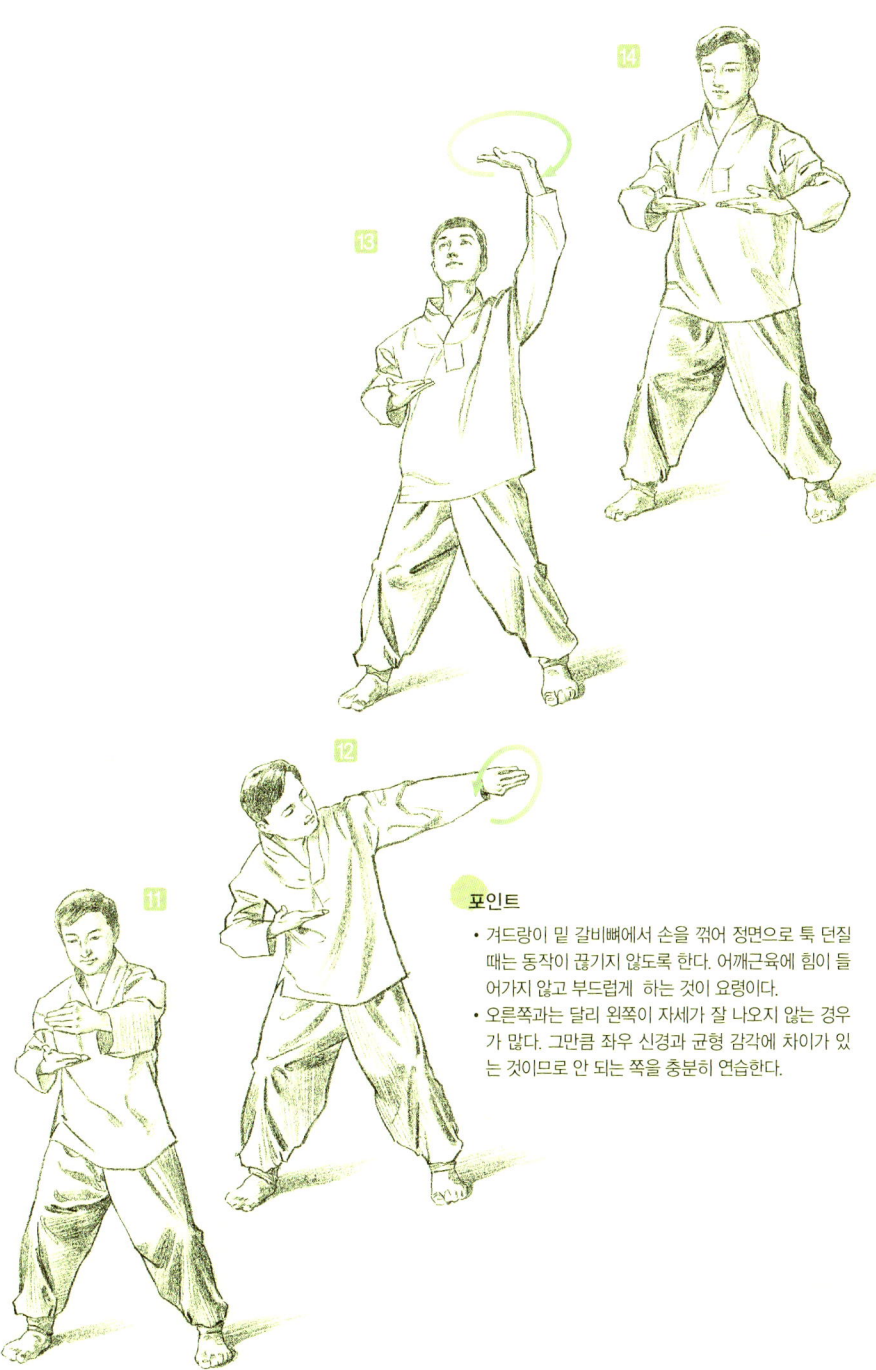

포인트

- 겨드랑이 밑 갈비뼈에서 손을 꺾어 정면으로 툭 던질 때는 동작이 끊기지 않도록 한다. 어깨근육에 힘이 들어가지 않고 부드럽게 하는 것이 요령이다.
- 오른쪽과는 달리 왼쪽이 자세가 잘 나오지 않는 경우가 많다. 그만큼 좌우 신경과 균형 감각에 차이가 있는 것이므로 안 되는 쪽을 충분히 연습한다.

제5수 치화삼식 治化三式

이 동작은 교화삼식의 동작을 양팔로 동시에 하는 것이다. 치화삼식의 특징은 기를 무한대로 확장해서 기운을 땅끝까지 펼치고 의식을 크게 키우는 수련이다. 이 동작을 할 때는 우주와 내가 하나가 되고, 하늘과 땅과 사람이 하나라는 이치를 의념하면서 수련한다. 의식은 단전에 모으고, 가슴은 평화로움과 사랑으로 충만한 가운데 수련한다.

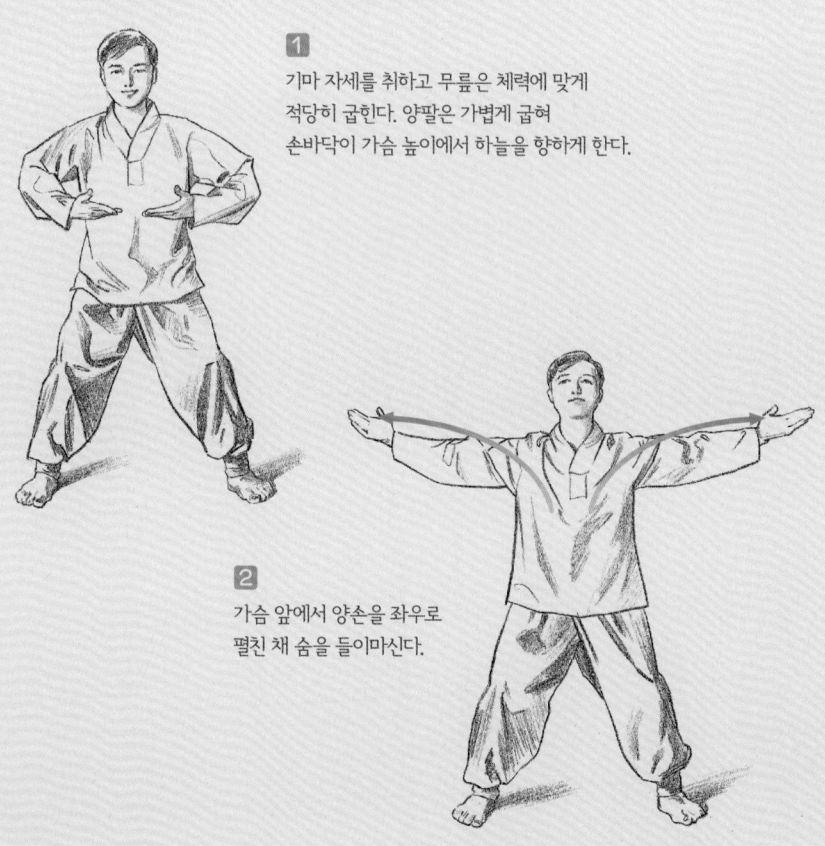

1 기마 자세를 취하고 무릎은 체력에 맞게 적당히 굽힌다. 양팔은 가볍게 굽혀 손바닥이 가슴 높이에서 하늘을 향하게 한다.

2 가슴 앞에서 양손을 좌우로 펼친 채 숨을 들이마신다.

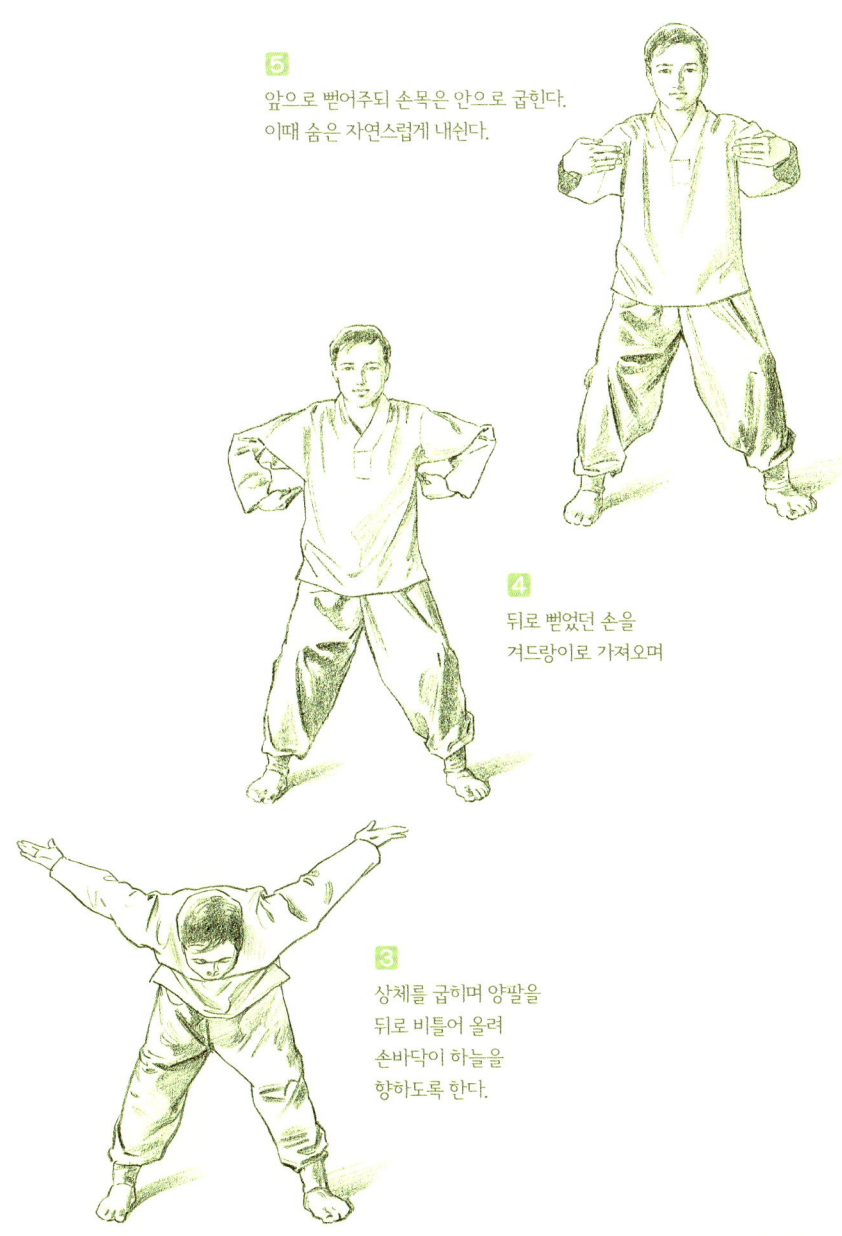

5 앞으로 뻗어주되 손목은 안으로 굽힌다.
이때 숨은 자연스럽게 내쉰다.

4 뒤로 뻗었던 손을
겨드랑이로 가져오며

3 상체를 굽히며 양팔을
뒤로 비틀어 올려
손바닥이 하늘을
향하도록 한다.

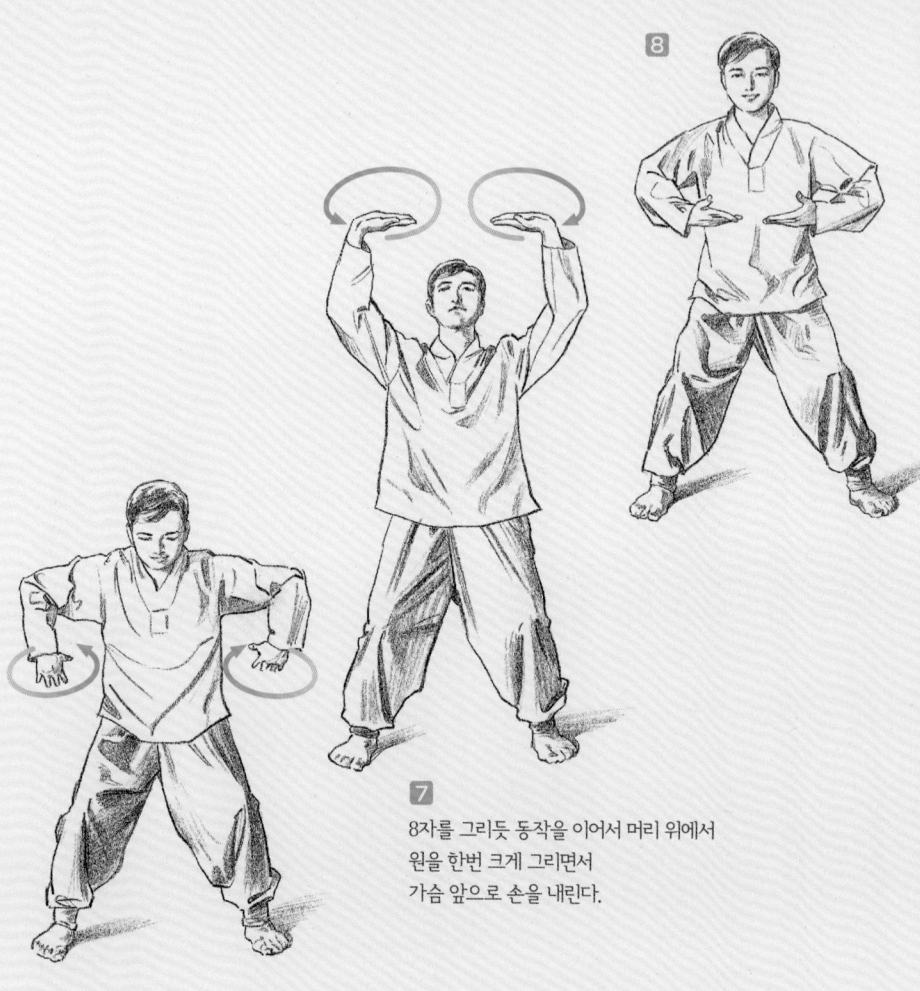

7 8자를 그리듯 동작을 이어서 머리 위에서
원을 한번 크게 그리면서
가슴 앞으로 손을 내린다.

6 다시 양손을 겨드랑이로
가져오면서 손바닥이
위를 향한 상태에서
원을 그리고

포인트

- 치화삼식은 상체의 3대 관절, 하체의 3대 관절을 열어 축기를 쉽게 해준다. 각 관절을 느끼며 동작을 천천히 반복하는 가운데 골격과 근육이 조정되며 기혈이 유통된다.
- 손을 좌우로 펼칠 때는 기운이 발바닥 용천에서 다리와 허리, 어깨를 지나 손끝으로 들어온다고 생각하고 반대로 안으로 당길 때는 손끝에서 단전으로 기운이 모인다고 생각한다.
- 이 동작은 기를 강하게 불어넣어 쓰면 호신술 동작이 되고 부드럽게 하면 무용이 된다.

제6수 개벽삼식 開闢三式

개벽삼식은 조화와 교화와 치화의 과정을 거쳐 새로운 세상이 열리는 단계이다. 이 동작에서는 천지가 개벽하듯 몸 안의 맑은 기운과 탁한 기운이 열고 닫는 동작에 따라 교체된다. 의식을 단전에 집중해 손뿐만 아니라 용천까지 기를 느끼고 연결하는 수련이다.

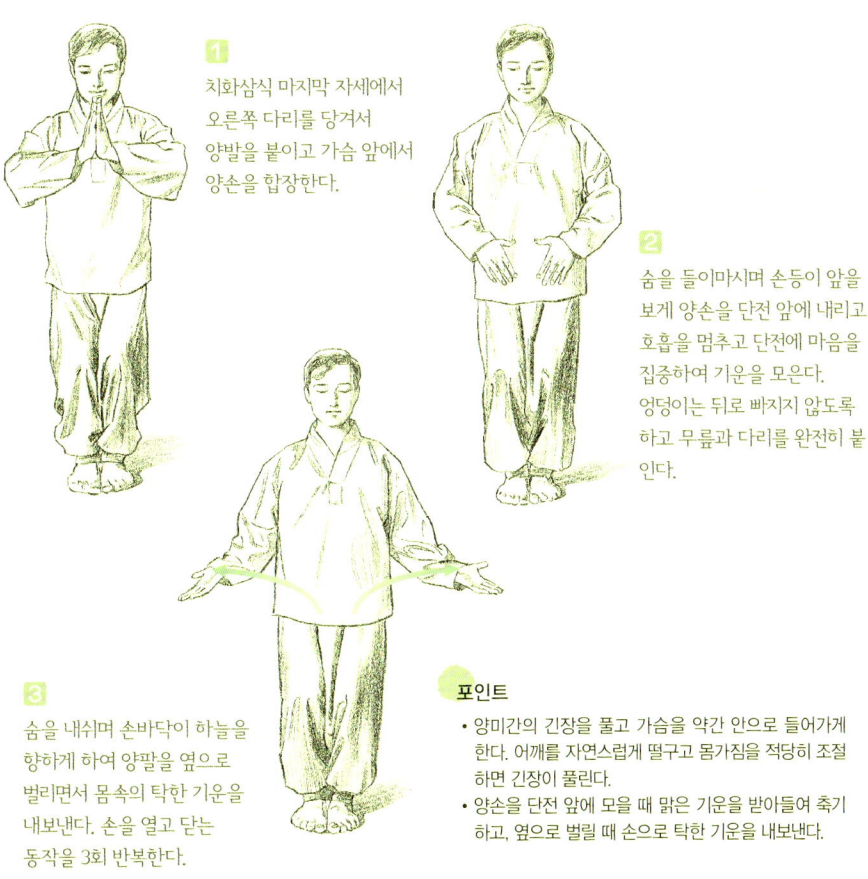

1 치화삼식 마지막 자세에서 오른쪽 다리를 당겨서 양발을 붙이고 가슴 앞에서 양손을 합장한다.

2 숨을 들이마시며 손등이 앞을 보게 양손을 단전 앞에 내리고 호흡을 멈추고 단전에 마음을 집중하여 기운을 모은다. 엉덩이는 뒤로 빠지지 않도록 하고 무릎과 다리를 완전히 붙인다.

3 숨을 내쉬며 손바닥이 하늘을 향하게 하여 양팔을 옆으로 벌리면서 몸속의 탁한 기운을 내보낸다. 손을 열고 닫는 동작을 3회 반복한다.

포인트
- 양미간의 긴장을 풀고 가슴을 약간 안으로 들어가게 한다. 어깨를 자연스럽게 떨구고 몸가짐을 적당히 조절하면 긴장이 풀린다.
- 양손을 단전 앞에 모을 때 맑은 기운을 받아들여 축기하고, 옆으로 벌릴 때 손으로 탁한 기운을 내보낸다.

제7수 화룡승천 化龍昇天

화룡승천은 개벽이 이루어져 중생이 용이 되어 승천함을 나타내는 수련이다. 손에 기를 모아 독맥, 척주를 타고 끌어올려서 극천혈에 모으는 동작이다. 이것은 바로 용이 하늘로 올라가서 구름에 머물러 있는 것과 같은 자세이다.

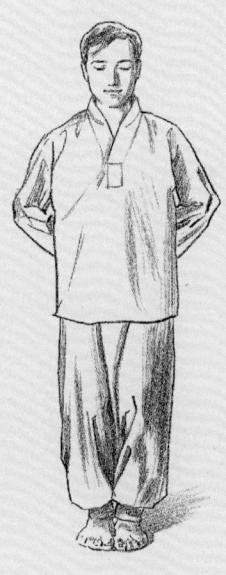

1 무릎을 가볍게 굽힌 상태로 엉덩이는 위로 뺀 듯 하고, 가슴을 활짝 펴서 어깨는 뒤로 젖힌 채 양손등을 허리에 갖다댄다.

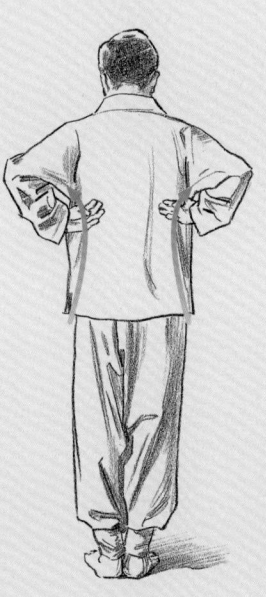

2 폐활량을 최대한 크게 해서 숨을 들이마시며 양손등을 허리에서 신장을 거쳐, 갈비뼈, 겨드랑이로 올려준다.

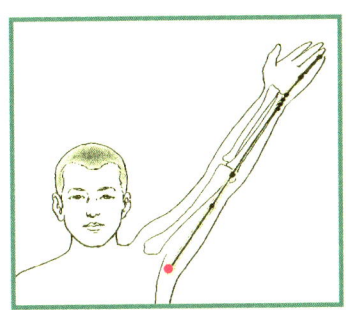

극천혈 : 겨드랑이 아래 있는 혈로 수소음심경에 연결되는 혈자리.

  숨을 내쉬면서 그대로 오므린 손을 펴면서 천천히 내려 옆구리까지 내린다.
전 과정을 1회 하는데 몸의 상태에 따라 3회 정도 반복한다.

  겨드랑이에 손등을 갖다대고 호흡을 멈추었다가

포인트

- 손을 겨드랑이에 모으고 팔꿈치는 옆구리 쪽으로 붙여 가슴을 최대한 펴준다. 이 자세는 뇌에서 척추와 늑골을 타고 오장육부로 전해지는 골격과 신경을 바로잡아 주며 뼛속까지 기의 흐름을 좋게 한다.
- 주로 상초上焦에 힘을 주어 심폐기능을 강화한다.

제8수 해저침수 海底沈水

해저침수는 승천한 용이 구름 속에 머무는 것을 상징한다. 바닷속 깊은 곳의 고요하고 평화로운 모습을 의념하면서 손의 동작과 일치시켜 기운을 단전으로 가라앉히고 마무리 짓는다.

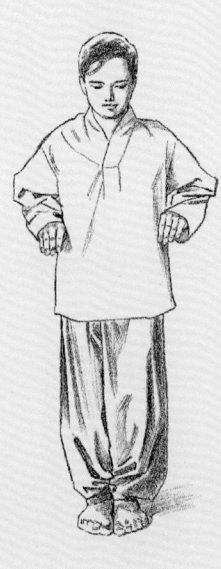

1 화룡승천의 마지막 자세에서 손바닥을 아래로 뒤집어 손바닥이 땅을 향한 상태에서

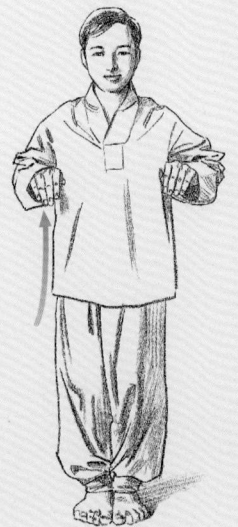

2 옆구리를 타고 가슴까지 들어올리면서 숨을 들이마신다.

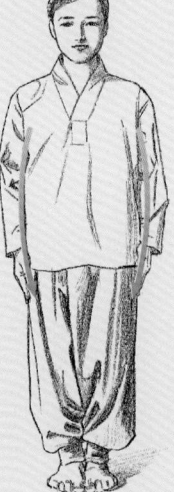

3 숨을 내쉬면서 왔던 곳을 따라 손을 내리는데 이때 기운도 단전과 용천으로 내리며 마무리 한다.

포인트
- 손을 들어올릴 때는 호흡에 집중하고, 내릴 때는 손의 동작과 몸속의 기의 흐름에 집중한다. 손을 내릴 때 기운이 같이 내려가도록 의기합일意氣合— 한다.
- 수련이 끝날 때는 언제나 단전에 기운을 내리고 마무리 한다.

저 푸른 창공이 하늘이 아니며 저 까마득한 허공이 하늘이 아니다.
하늘은 형체도 바탕도 없으며, 시작도 끝도 없으며
위아래 둘레 사방도 없고, 비어 있는 듯하나 두루 꽉 차 있어서
있지 않은 곳이 없으며, 포용하지 않음이 없다.

— 삼일신고 제3장 '천훈(天訓)' 중에서

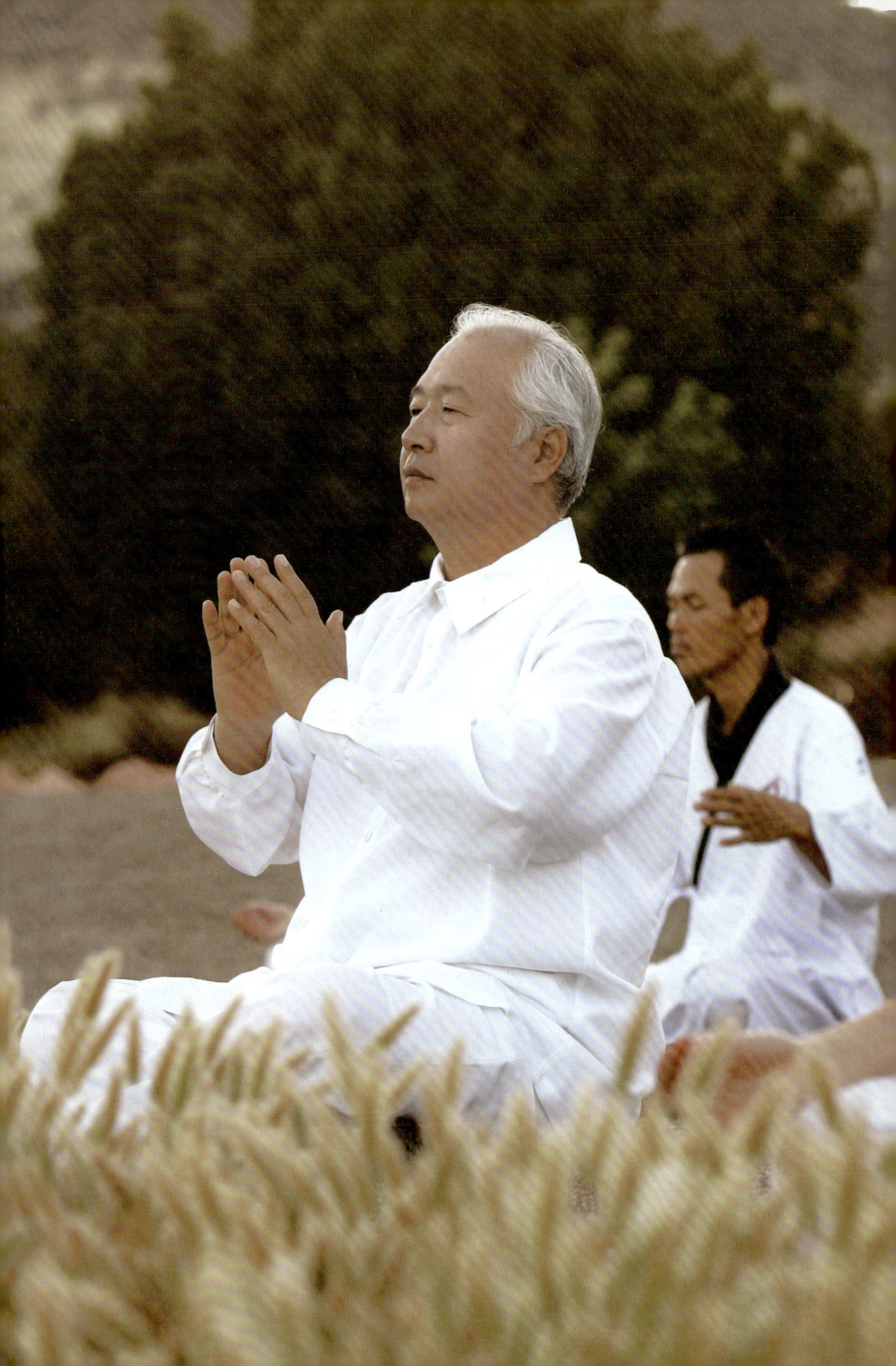

제5장

국학기공의 실제 3
지구기공

地球氣功

몸을 통해 마음을 느낀다
지구를 느끼고 지구와 하나가 된다
새소리, 물소리, 나뭇잎이 흔들리는 소리,
나아가 꽃 피는 소리까지 들린다
우주의 하모니가 들려올 때
마음 깊은 곳에서 환희심이 우러나
절로 손이 움직여진다.

지구기공의 철학과 특징

지구기공은 우리 생명의 뿌리인 지구를 몸과 마음으로 느끼기 위해 고안한 기공이다. 지구를 생각하면 가장 먼저 떠오르는 것이 인공위성에서 찍은 둥글고 푸른 행성의 모습이다. 그러나 지구의 마음과 교류하기 위해서는 물질적인 차원의 지구뿐만 아니라 정신적인 차원의 지구를 알아야 한다. 지구에 대한 지질학적, 생태학적 지식을 갖는 것도 중요하지만 그보다 더욱 중요한 것은 지구를 느끼는 것이다.

지구를 느끼기 위해서는 지구를 하나의 생명체로 대해야 하고, 그 생명체에 깃든 에너지와 영혼의 존재를 알아야 한다. 지구의 몸은 우리가 보고 만지고 느낄 수 있는 산, 바다, 강, 식물, 동물 등 지구상에 존재하는 모든 생물과 무생물이다. 이때 지구는 단지 둥근 땅덩어리만이 아니라 지구를 둘러싸고 있는 대기, 그 대기를 가로지르는 구름과 바다, 비와 눈 등을 모두 아우르고 있다.

인간의 몸은 지구와 비슷한 데가 많다. 지구에 오대양 육대주가 있듯이 우리 몸에도 오장육부가 있고, 지구에 산맥과 강과 들판이 있듯이 우리 몸에도 뼈와 혈관과 근육이 있으며, 지구에 나무가 있듯이 우리 몸에도 털이 있다. 태양과 달이 지구를 비추듯이 우리에게도 빛나는 두 눈이 있고, 별이 반짝이듯 우리의 정신도 반짝이고 있으며, 우리의 마음도 하늘을 닮아 한없이 넓어질 수 있다.

지구는 매순간 엄청난 에너지를 뿜어내고 있으며 그 에너지는 대기를 가득 채우고 있다. 우리는 그 에너지를 규칙적으로 들이마시는 공기를 통해, 손가락 사이를 스치고 지나가는 바람을 통해 느낄 수 있다. 식물과 동물을 비롯하여 바위와 물 불 등의 사물에 이르기까지 지구상의 모든 존재는 에너지로 구성되어 있다.

지구기공을 통해서 마치 공과 하나 되어 놀듯이 지구와 하나 되어 놀다 보면 우리는 무아 상태를 체험하게 된다. 우리의 몸과 지구의 몸이 하나가 되고, 우리의 마음과 지구의 마음이 하나가 된다. 지구와 내가 하나라는 의식을 갖고 기운을 느끼면서 잘 놀다보면 제한된 공간과 의식에서 벗어나 의식이 무한히 확장되는 체험을 할 수 있다.

지구기공 12수 동작

지구기공은 전체 12가지 동작으로 이루어져 있으며, 처음에는 1~12수까지의 동작을 하나씩 익히다가 익숙해지면 순서에 관계없이 자유자재로 해본다. 지구기공의 핵심은 지구와 내가 하나라는 의식을 가지고 지구와 함께 기운을 느끼면서 잘 노는 것이다.

지구기공 1수 지구 받기

양발을 어깨너비의 1.5배 정도 벌리고 기마 자세로 선다. 양손바닥은 하늘을 향하게 하여 천천히 가슴 높이로 올린다. 눈을 감고 손에 흐르는 에너지를 느껴본다. 이제 마음속으로 하나, 둘, 셋을 외치는 순간, 양손에 지구가 올려져있다고 상상한다. '하나, 둘, 셋!' 당신의 손 위로 파랗게 빛나는 지구가 내려온다. 손 위에 있는 지구를 느껴보라. 지구의 무게가 느껴지는가? 무거운가, 가벼운가? 가만히 지구의 무게를 기운으로 느껴본다.

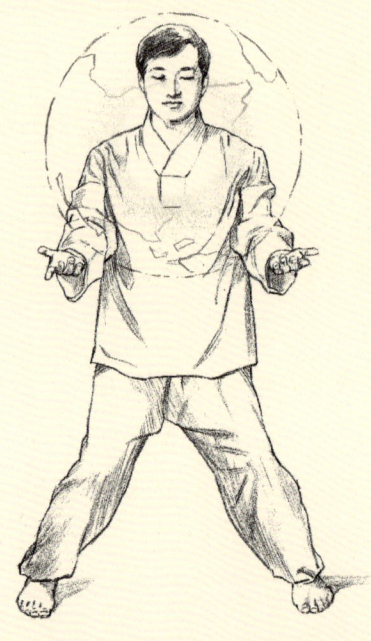

● 포인트

기마 자세에서 턱은 당기고, 엉덩이는 뒤로 빠지지 않게 꼬리뼈를 회음쪽으로 살짝 말아 올린다.
무릎은 체력에 맞게 굽히되
무릎이 엄지 발끝과 일직선이 되도록,
무릎이 발끝을 넘지 않는 상태가 좋다.

지구기공 2수 — 지구 돌리기

손 위에 있는 지구를 들고 몸을 천천히 왼쪽으로 돌린다. 어깨는 가볍게 힘을 빼고, 발바닥은 고정한 채로 움직인다. 기운이 발바닥 용천에서부터 무릎, 단전으로 올라와 척추를 타고 정수리 백회까지 다시 어깨에서부터 팔꿈치를 통해 손 안에 있는 지구까지 연결되어 흐르는 것을 느껴본다. 몸을 천천히 오른쪽으로 돌려서 똑같은 방법을 해준다. 몸에서 열이 나도록 좌우로 번갈아가며 세 번씩 반복한다.

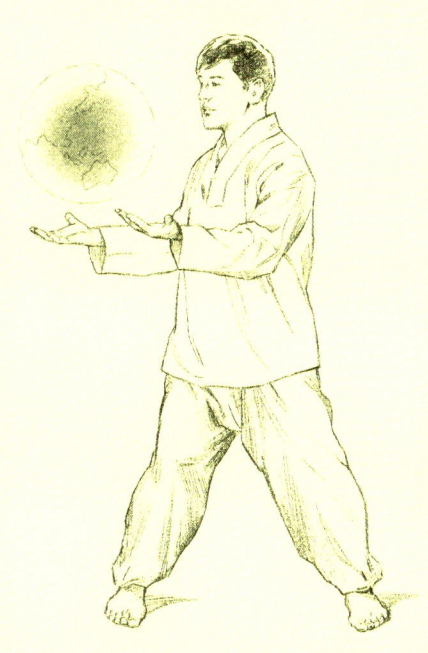

포인트
단전과 발바닥의 힘으로 골반을 틀어주고 시선, 몸통, 팔은 그대로 따라간다.
호흡과 함께 골반, 괄약근과 단전, 몸통이 꽉 쪼였다가 풀리는 느낌에 집중하면 내장기능이 활성화되고 대맥이 운기되며 자연스럽게 축기된다.

지구기공 3수 지구 들기

몸은 정면을 바라보고 지구를 위로 들어 올린다고 상상한다. 지구를 높게 들어 올릴수록 하체에 무게중심을 둔다. 무릎을 조금 더 굽히면서 상체를 펴 준다는 느낌으로 지구를 들어올린다. 지구를 밀어 올리듯이 팔을 들어 올리면 척추와 가슴이 편안해지고 횡격막을 이완시켜서 호흡이 편안해진다. 의식을 지구에 집중하고 몸에 어떤 변화가 오는지 관찰한다. 이제 서서히 지구를 내린다. 자세를 바르게 하고 엉덩이가 뒤로 빠지지 않게 주의한다. 발바닥과 단전으로 기운이 모이는 것을 느끼며 세 번 반복한다.

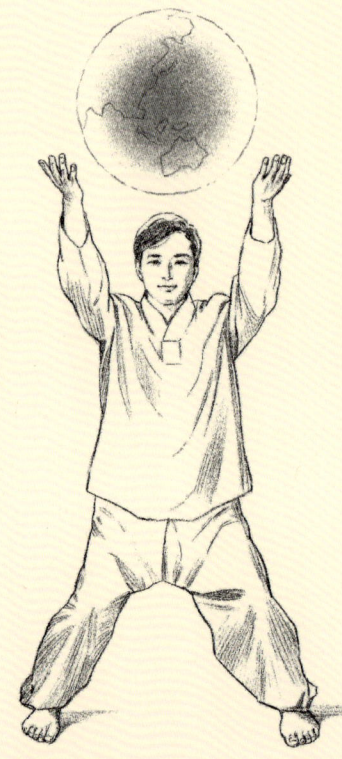

● 포인트
상체의 힘보다 단전과 하체 전체의 힘으로만 위·아래로 움직인다. 호흡은 자연스럽게 하되 내려갈 때는 내쉬고, 올라갈 때는 들이마신다.

지구기공 4수   지구 무한대 그리기

지구를 양손으로 감싸 쥐고 팔(8)자가 옆으로 누운 듯한 무한대를 그려본다. 시선은 손을 따라가면서 무한대를 그린다. 처음에는 작게 그리다가 점점 더 크게 그려본다. 눈의 피로가 풀리고 눈이 아주 맑아진다. 계속 하다보면 어깨와 견갑골이 풀리고 오십견에 아주 탁월한 효과가 있다. 또한 좌우 대칭으로 무한대를 그리다 보면 좌우뇌가 교차되면서 치매 예방에도 좋다. 리듬을 타면서 강약을 조절한다.

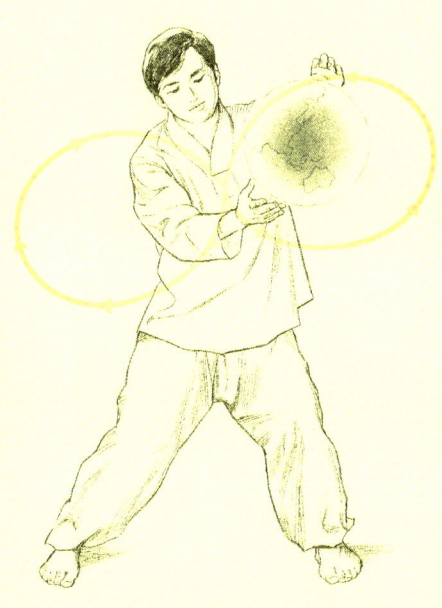

지구기공 5수 - 지구 늘리기

양손 사이에 지구가 들어있다고 상상하면서 지구를 줄였다 늘였다 하는 동작을 해본다. 지구를 늘릴 때 손에 짜릿짜릿한 느낌, 자력감 혹은 열감이 느껴진다. '지구야 늘어나라'하는 마음으로 지구를 옆으로 늘린다. 지구가 점점 늘어나면서 손 안에 있던 작은 지구가 손 전체에 꽉 찬 큰 지구로 커진다. 지구와 함께 양팔과 가슴 전체도 늘어나는 것을 느껴본다. 숨을 들이마시며 호흡과 함께 양팔을 벌리면 지구가 더욱 커진다. 숨을 들이마시면서 지구를 늘리고, 숨을 내쉬면서 지구를 줄인다. 이 동작을 천천히 기운을 느끼며 세 번 반복한다.

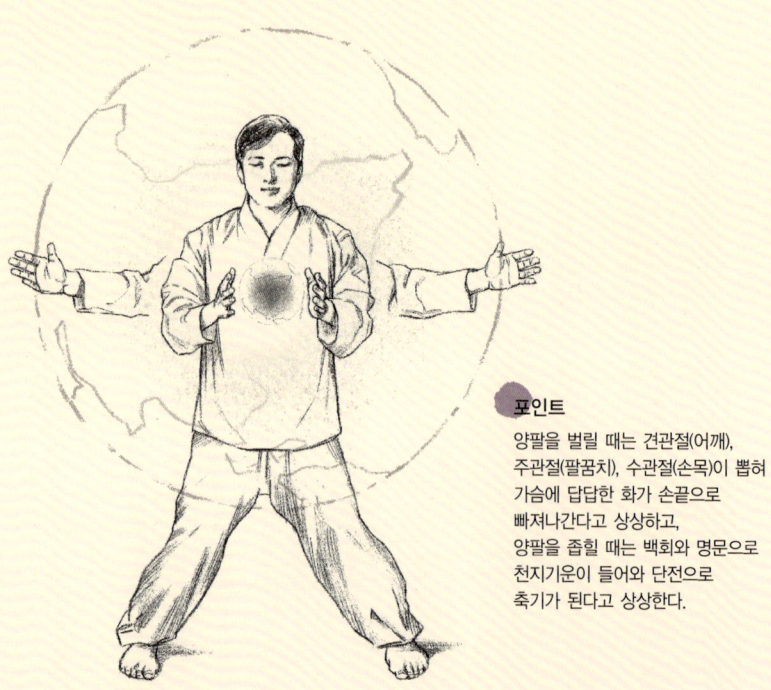

● 포인트
양팔을 벌릴 때는 견관절(어깨), 주관절(팔꿈치), 수관절(손목)이 뽑혀 가슴에 답답한 화가 손끝으로 빠져나간다고 상상하고, 양팔을 좁힐 때는 백회와 명문으로 천지기운이 들어와 단전으로 축기가 된다고 상상한다.

지구기공 6수 지구 굴리기

이제 양손을 마주하고 지구를 굴리면서 놀아본다. 양손에서 느껴지는 에너지의 느낌에 집중하며 안쪽으로도 굴려보고 밖으로도 굴려본다. 자유롭게 굴리면서 당신의 손 안에서 위·아래로 진동하며 빛나는 지구를 느껴본다.

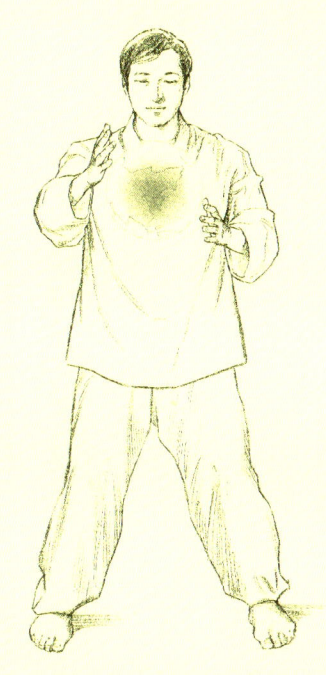

지구기공 7수 — 지구 던지기

몸을 왼쪽으로 틀어서 왼발은 무릎을 굽히고 오른쪽 다리는 편다. 이제 지구를 가볍게 자연스럽게 던진다. 높이 크게 던진다. 지구가 떨어지지 않도록 잘 받으면서 자유롭게 지구를 던진다. 몸을 틀어서 반대 방향으로도 던진다. 하늘을 향해 지구를 던지다 보면 에너지가 상승되고 자신감도 커진다. 자신감을 가지고 더욱 더 높게 지구를 던져본다.

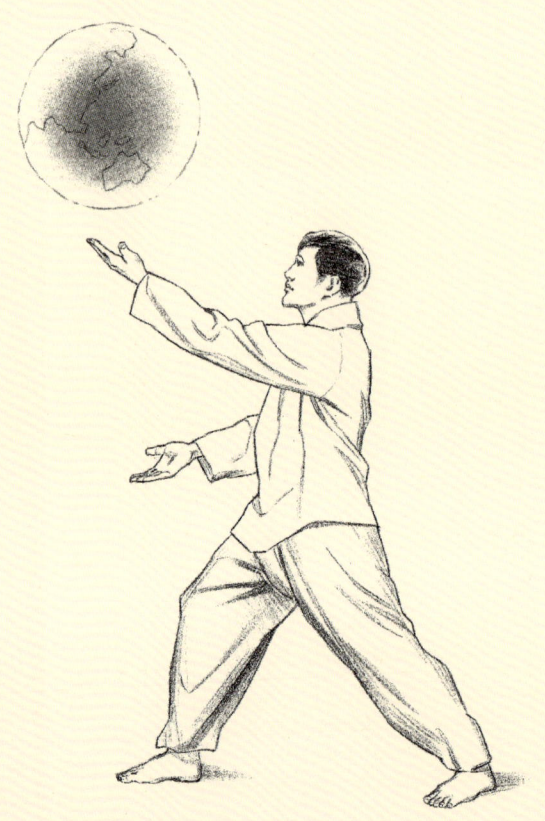

지구기공 8수   지구 크게 돌리기

지구를 크게 돌린다는 느낌으로 허리를 이용해서 몸통을 크게 돌린다. 몸 전체로 기혈순환이 원활해지고 특히 허리가 유연해진다. 허리 디스크 예방과 요통에 아주 좋은 동작이다. 단 허리가 안 좋은 사람은 무리한 동작을 하지 않도록 주의한다.

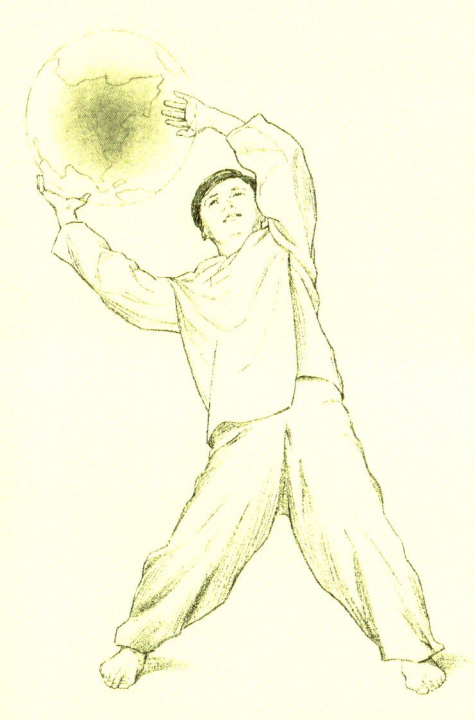

지구기공 9수 — 지구 마사지하기

호흡을 편안하게 고르고 다시 손으로 지구를 감싸준다. 사랑하는 사람을 마사지하는 것처럼 한 손에는 지구를 올려놓고 다른 한 손으로는 지구를 어루만지듯이 마사지한다. 혹은 양손으로 지구를 어루만지며 지구에게 '고맙다' '수고했다' '사랑해' '아이, 예쁘다' 하면서 말을 건넨다. 그렇게 손으로, 기운으로 지구와 교감을 하는 동안 본래 우리의 순수한 마음이 되살아난다.

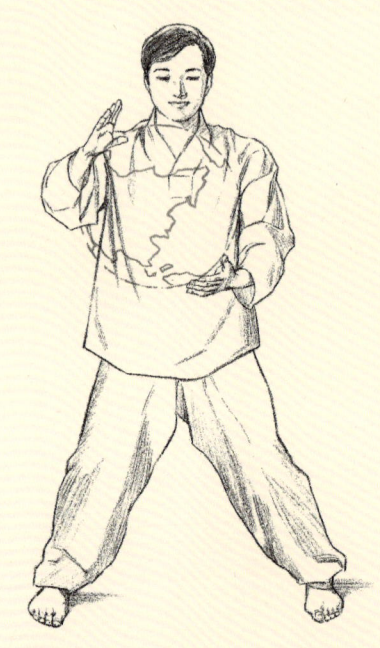

지구기공 10수 — 지구 한 손 돌리기

왼발과 왼손을 앞으로 내민다. 왼손에 지구가 놓여있다고 생각하고 한 손으로 지구 돌리기를 한다. 6대 관절을 한번에 풀어주고 뇌를 유연화시키는 데 아주 좋다. 반대로도 해준다.

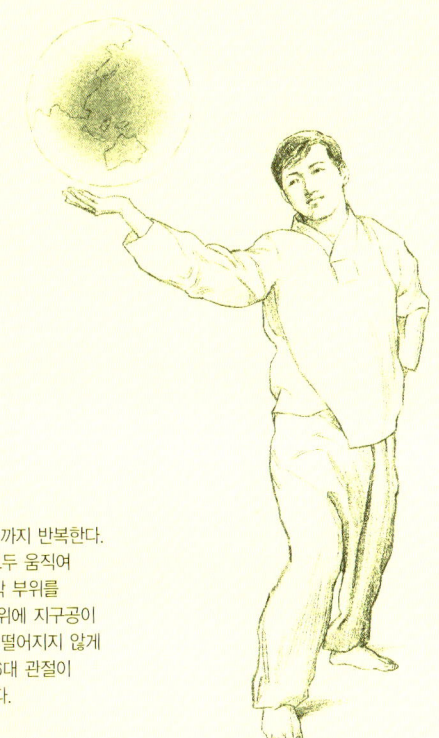

포인트

초반에는 동작이 자연스러워질 때까지 반복한다. 동작이 익숙해지면 6대 관절을 모두 움직여 관절이 다 풀릴 수 있도록 몸의 각 부위를 느끼면서 연습한다. 이때 손바닥 위에 지구공이 놓여있다고 상상하면서 지구공이 떨어지지 않게 발바닥과 단전이 중심축을 이뤄 6대 관절이 자연스럽게 돌아갈 수 있도록 한다.

지구기공 11수 — 지구 안기

양발을 어깨너비의 1.5배 정도 벌리고 기마자세를 한다. 양팔은 지구를 감싸 안듯이 안는다. 어깨에 힘을 빼고 눈을 감은 상태에서 가만히 지구를 느껴본다. 우리 주변에 감도는 포근한 에너지 속에 지구가 있다. 그동안 잊고 살았던 지구의 숨결과 사랑을 느껴본다. 지구와 같이 호흡을 한다는 기분으로 숨을 들이마시고 내쉰다. 지구의 에너지는 우리의 몸과 마음을 정화하고, 불안정한 에너지를 조화롭게 해주며, 우리 몸에 활력과 생명력이 흘러넘치게 해준다.

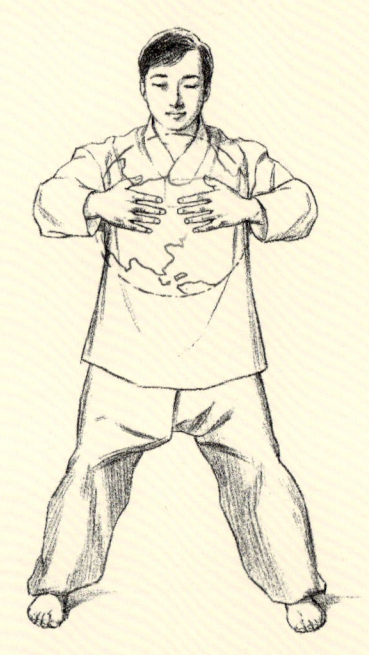

지구기공 12수 지구와 하나 되기

양손을 아래로 편하게 내리고 내가 지구가 돼서 호흡한다고 상상한다. 내가 숨을 들이마시면 지구도 숨을 들이마시고, 내가 숨을 내쉬면 지구도 숨을 내쉰다. 나의 숨과 함께 지구가 숨 쉬는 것을 느껴본다. 나의 호흡과 함께 지구가 점점 커진다. 서로의 경계가 사라지면서 내가 지구가 되고 지구가 내가 된다. 지구와 내가 하나로 연결되는 느낌이 들 때까지 반복한다.

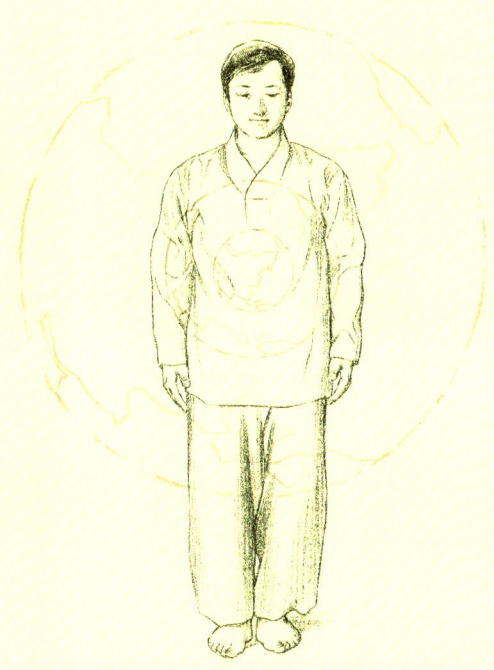

힐링명상 체인지 TV(www.changetv.kr)에서 에너지를 충전하는 '지구기공 12수'를 동영상으로 볼 수 있다.

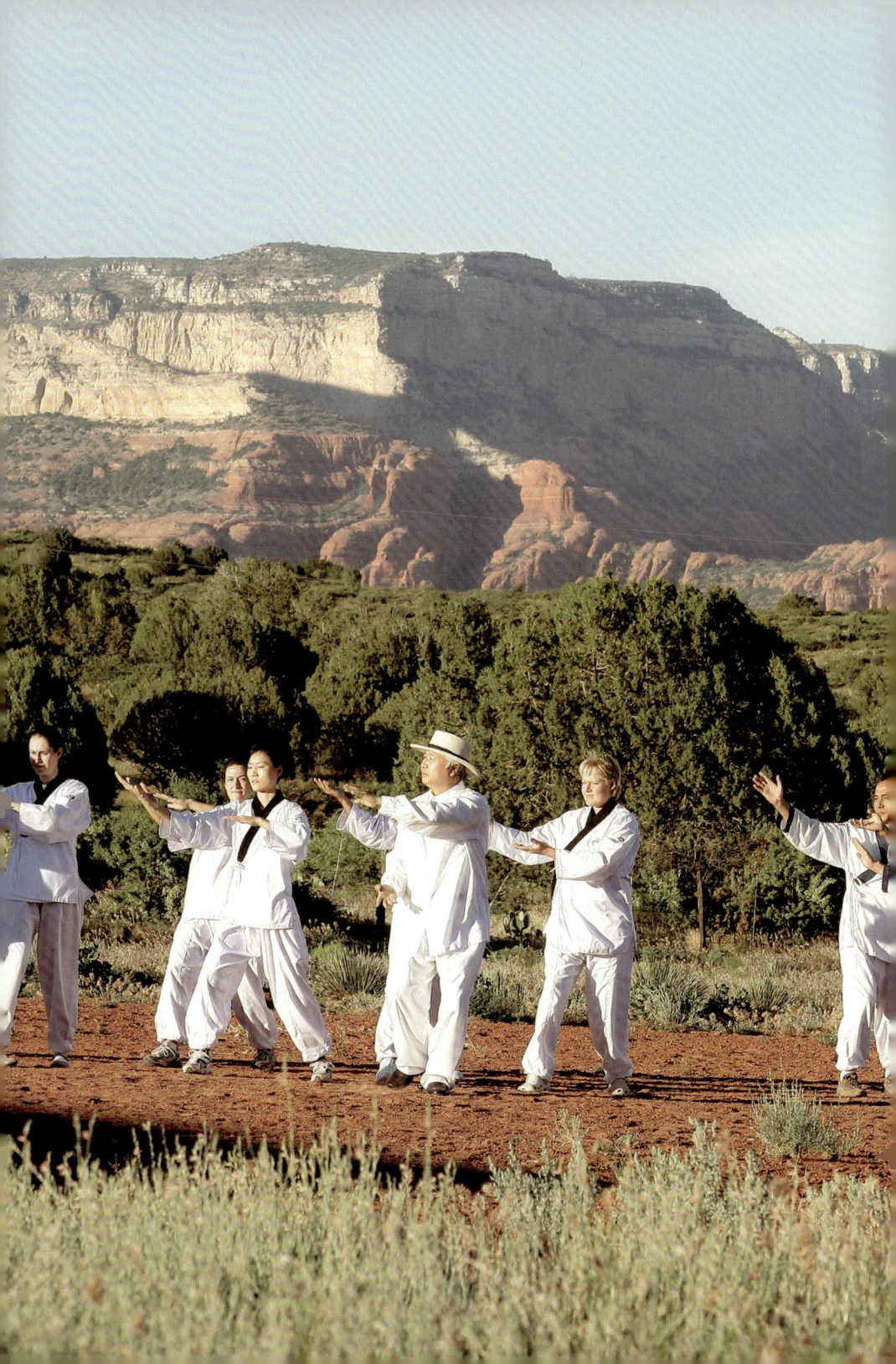

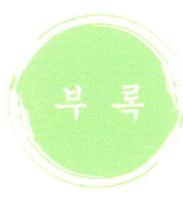

기의 흐름과 주요 경락

사람은 氣 가운데 있고
氣는 사람 속에 있으니
천지만물에 氣 아닌 것이 없다

몸에 흐르는 기운의 길, 경락

경락과 운기

경락은 우리 몸에서 기운이 흐르는 통로이다. 대지에 큰강, 샛강, 개울 등 물줄기가 흐르면서 만물을 소생시키는 근원이 되듯이 사람의 몸에도 큰 기운과 작은 기운이 흐르는 길이 있다. 그러나 경락은 해부학상 눈에 보이지는 않는다. 또 피가 다니는 길인 혈관과 기운이 다니는 길인 경락이 일치하지도 않는다.

흐르는 물이 썩지 않고 살아있듯이 몸 안에 흐르는 기운도 물과 같은 성질을 가지고 있다. 몸 안에 기운이 넘치면 기혈의 흐름이 원활해지고 몸도 가뿐해지며 생명력이 넘친다. 반대로 기운이 약하거나 잘 흐르지 않고 막히면 혈액순환도 제대로 이뤄지지 않고 죽은 피가 엉기면서 울혈이 생긴다. 이것이 온갖 질병의 시초가 된다. 심리적·육체적 긴장은 기의 흐름을 막고, 혈을 막는다. 혈이 막히면 경락이 막히고 기가 통하기 어렵다.

단전에 모인 기를 경락을 통해 전신에 운행시키는 것을 운기라 한다. 그런데 운기가 잘 되려면 먼저 몸이 이완되어야 하고 단전에 축기가 이뤄져야 한다. 기공을 통해 어느 정도 굳은 몸이 풀리고 단전에 축기가 이루어지고 집중력이 생기면, 의념을 통해 경락에 기운을 돌리며 수련을 할 수 있다. 이 단계에서 몸 안에 있는 냉기나 나쁜 기운이 빠져나가고 질병의 근본적인 치유가 이루어진다. 또한 몸에 새로운 기운이 솟구치는 것을 느끼고 정신적인 안정과 평화를 느끼게 된다.

우리 몸의 기적 구조

우리 몸에는 12경락과 기경팔맥奇經八脈이 흐른다. 12경락은 인체의 표면에 흐르는 경락이고, 기경팔맥은 인체의 좀더 깊은 곳을 흐르고 있다. 기는 평소에 12경락을 통해 유통되다가 수련을 통해 기운이 충만해지면 흘러넘쳐서 기경팔맥으로 유통된다. 기경팔맥으로 기가 유통되기 시작하면 보통 사람으로는 상상할 수 없는 여러 가지 능력이 나타나기도 한다. 임맥, 독맥, 대맥, 충맥, 양유맥, 음유맥, 양교맥, 음교맥이 기경팔맥에 속한다.

독맥은 등뼈를 따라 위쪽으로 머리까지 흐르며, 양에 속하는 모든 경락을 제어한다. 임맥은 복부와 가슴을 지나 목과 입을 따라 신체 전면에 중앙을 따라 아래쪽으로 흐르는데, 음에 속하는 경락을 제어한다. 임독맥이 유통되면 나머지 12경락은 자연히 소통될 정도로 중요시 되는 경락이다.

12경락 중에서 양의 성질을 띤 경락은 등과 팔과 다리의 뒤쪽을 따라 아래쪽으로 흐른다. 이러한 경락은 신체의 외부에 가깝고 소화기관처럼 속이 비어있는 기관인 위, 대장, 소장, 방광, 쓸개와 연결된다.

음의 성질을 띤 경락은 신체 앞부분과 팔다리의 내부에 위치하며, 피부 안쪽을 따라 위쪽으로 흐른다. 이러한 경락은 신체 내부의 딱딱한 기관인 폐, 비장, 심장, 신장, 간과 연결된다.

이 책에서는 12경락과 기경팔맥에서 가장 중요한 임맥과 독맥에 대해서 소개하도록 하겠다.

12경락

12경락에는 수태음폐경手太陰肺經, 족태음비경足太陰脾經, 수소음심경手少陰心經, 족소음신경足少陰腎經, 수궐음심포경手厥陰心包經, 족궐음간경足厥陰肝經, 수양명대장경手陽明大腸經, 족양명위경足陽明胃經, 수태양소장경手太陽小腸經, 족태양방광경足太陽膀胱經, 수소양삼초경手少陽三焦經, 족소양담경足少陽膽經이 있다.

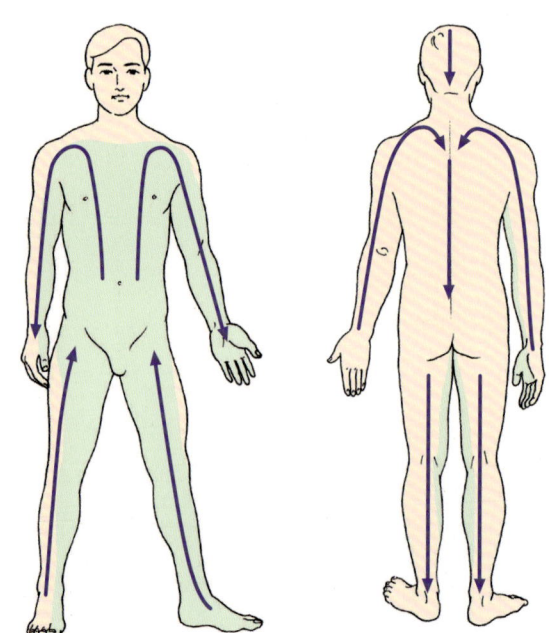

신체 표면의 음과 양
양의 성질을 가진 경락은 팔다리 뒤쪽을 따라 아래로 흐른다.
음의 성질을 가진 경락은 신체 앞 부분과 피부 안쪽을 따라 위로 흐른다.

12경락에서 각 경락의 명칭은 연결되어 있는 신체기관의 이름, 팔과 다리 중에서 흐르는 부위, 경락이 활동하는 시간 그리고 경락이 음의 부위에 뻗어 있는지, 양의 부위에 뻗어 있는지에 따라 달라진다.

예를 들어 족태양방광경은 발로 흐르는 경락이면서 양의 부위에 뻗어 있고 방광과 연결된 경락이라는 의미이다. 또, 수태음폐경은 손으로 흐르면서 음의 부위에 뻗어 있고 폐와 연결된 경락이다.

그러나 보통 관련 장부의 이름만으로 간략하게 줄여 방광경, 폐경이라 부르기도 한다. 몸의 앞뒤에 혹은, 측면, 흐르는 부위에 따라 전음경과 전양경, 후음경과 후양경, 측음경과 측양경으로 부르기도 한다.

따라서 12경락의 분류는 인체의 음양 부위에 따라 음의 부위에(몸통에서 손발 끝까지) 뻗어 있는 6줄기의 음경(陰經)과 양의 부위에(머리·얼굴에서 손발 끝까지) 뻗어 있는 6줄기의 양경(陽經)으로 구분할 수 있다.

또 팔다리에 연결된 것을 기준으로 팔을 거처 손끝으로 뻗어 있는 손의 6경과 다리를 거처 발끝으로 뻗어 있는 발의 6경으로도 구분한다. 손에 흐르는 6줄기 경락은 3줄기의 음경락과 양경락이 있다. 발에 흐르는 6줄기의 경락 역시 3줄기의 음경락과 양경락이 있다.

각 경락이 가장 왕성해지는 시간

기는 12경락의 순서에 따라 흐른다. 음과 양의 신체기관은 두 개가 한쌍을 이룬다. 예를 들어 폐경(음)은 대장경(양)과 쌍을 이룬다. 각 경락이 가장 왕성하게 활동하는 시간은 2시간 동안 지속되며 12시간 후에는 활동이 가장 미약하다. 신체의 증상이 언제 나타나는지 관찰함으로써 어떤 경락에 부조화가 생겼는지 알 수 있다. 기공을 할 때 이러한 순환주기를 참고하면 도움이 된다.

신체 전면, 후면, 측면을 흐르는 주요 경락들의 경로

- ■ 음에 속하는 경락 : 발에서 시작하여 가슴과 손끝의 바깥쪽으로 흐른다.
- ■ 양에 속하는 경락 : 손에서 시작하여 머리를 거쳐 등과 팔다리 바깥쪽을 따라 흐른다.
 (위경락은 제외)
- ▶ 경락은 우리 몸에서 좌우 대칭으로 흐른다.

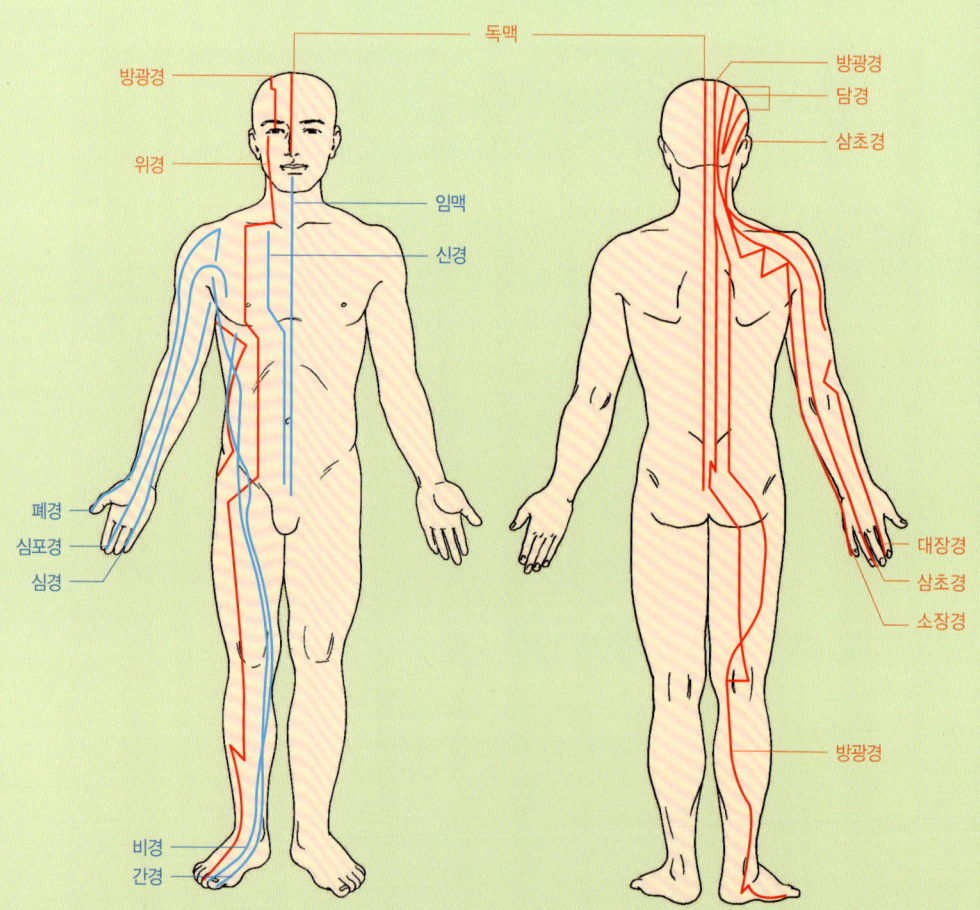

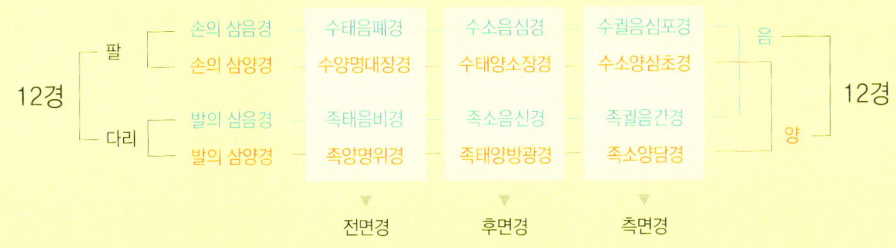

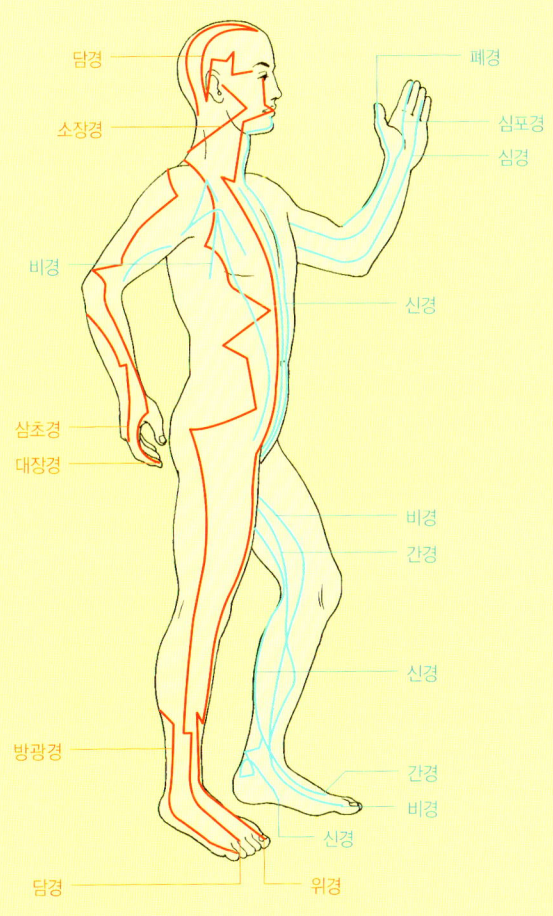

국학기공

초판 1쇄 발행 2002년(단기 4335년) 5월 10일
개정판 2쇄 발행 2020년(단기 4353년) 5월 30일

지은이 · 이승헌
펴낸이 · 심정숙
펴낸곳 · (주)한문화멀티미디어
등록 · 1990. 11. 28. 제 21-209호
주소 · 서울시 강남구 봉은사로 317 논현빌딩 6층 (06103)
전화 · 영업부 2016-3500 편집부 2016-3526
www.hanmunhwa.com

편집 · 이미향 강정화 최연실 진정근
디자인 제작 · 이정희 목수정
경영 · 강윤정 권은주 | 홍보 · 조애리
영업 · 윤정호 조동희 | 물류 · 박경수

ⓒ이승헌, 2002
ISBN 978-89-5699-279-2 13690

잘못된 책은 본사나 서점에서 바꾸어 드립니다.
저자와의 협의에 따라 인지를 생략합니다.
본사의 허락 없이 임의로 내용의 일부를 인용하거나 전재, 복사하는 행위를 금합니다.